セラピストのための
エクスポージャー療法
ガイドブック

その実践とCBT、DBT、ACTへの統合

ティモシー・A・サイズモア 著
坂井誠、首藤祐介、山本竜也 監訳

創元社

勇気とは、死ぬほど怖いが、とにかく前へ進むことだ。

——John Wayne

The Clinician's Guide to Exposure Therapies for Anxiety Spectrum Disorders:
Integrating Techniques and Applications from CBT, DBT, and ACT
by Timothy A. Sisemore
Copyright © 2012 by Timothy A. Sisemore and
New Harbinger Publications, 5674 Shattuck Avenue, Oakland, CA 94609
Japanese translation rights arranged with New Harbinger Publications
through Japan UNI Agency, Inc., Tokyo

本書の日本語版翻訳権は、株式会社創元社がこれを保有する。
本書の一部あるいは全部についていかなる形においても
出版社の許可なくこれを使用・転載することを禁止する。

目 次

謝 辞 5

序 章　エクスポージャー療法——時代に合ったツール　7

第Ⅰ部　エクスポージャーと反応妨害の諸相

第1章　エクスポージャー療法——見過ごされてきた宝物　13

日常的な不安症　15
不安なクライエントの期待　16
セラピストがエクスポージャー療法を選択しない理由　20
DBT、ACTとエクスポージャー療法の関連　24

第2章　エクスポージャー療法と反応妨害　27

エクスポージャー療法とは何か　27
認知の役割　34
エクスポージャー療法はどのように機能するのか　38
第三の波とエクスポージャー　42
エクスポージャー療法の実証的裏づけ　44

第3章　エクスポージャー療法のパートナー——反応妨害　47

不安症における回避と逃避　48

逃避の行く手　49
反応妨害を考慮するタイミング　52
回避行動と逃避行動の同定　53
反応妨害の実施　59
反応妨害の課題　63
- 記録用紙3.1　安全確保行動記録　65
- 記録用紙3.2　トリガー追跡記録　69

第4章　エクスポージャー療法の実施　73

理論的根拠　74
エクスポージャー療法の実行　80
実施上の問題と倫理的な問題　86
エクスポージャーのタイプ　89
- 記録用紙4.1　不安階層表　95
- 記録用紙4.2　エクスポージャー・セッション計画　97

第5章　認知行動療法とエクスポージャー療法　99

不安の認知モデル　100
認知モデルに基づいた介入と目標　106

第6章　弁証法的行動療法とエクスポージャー療法　115

DBTの基本原理　116
DBTの要素　119
DBTとエクスポージャー療法　129

第7章　アクセプタンス＆コミットメント・セラピーとエクスポージャー療法　137

ACTの概要　140

ACTとエクスポージャー療法　149

第8章　エクスポージャー療法の他の3つの応用　157

持続エクスポージャー療法　157

ナラティヴ・エクスポージャー療法　162

感情エクスポージャー　166

将来に向けて　172

第Ⅱ部　エクスポージャーと反応妨害への具体的な提案

第9章　文脈の中でのエクスポージャー・メニューの利用　175

エクスポージャー療法の文脈化　176

第Ⅱ部のメニューの利用法　183

- 記録用紙9.1　異なった恐怖の階層表　188

第10章　単一恐怖症とエクスポージャー療法　191

単一恐怖症のためのアイデア　192

第11章　社交不安症とエクスポージャー療法　215

社交不安症のためのアイデア　217

第12章　パニック症、広場恐怖症とエクスポージャー療法　227

パニック症のための内部感覚エクスポージャー　228

広場恐怖症のためのアイデア　229

第13章 強迫症、全般不安症、心気症とエクスポージャー療法　235

強迫症のためのアイデア　237
心配のためのアイデア　243
健康不安（心気症）のためのアイデア　247

第14章 感情エクスポージャーへの示唆　249

抑うつ／悲しみ　249
怒り　250
羞恥心　251

文　献　253
索　引　267
監訳者あとがき　271

謝　辞

　このプロジェクトを2年前に立ち上げた時、私は自分一人でこれを成し遂げることができるとは想像していなかった。しかし、私には素晴らしい支援者がいた。この幸運に感謝し、感謝の気持ちを表したい。リッチモント大学院大学司書のRon Bungerには、丁寧かつ熱心に、本書をサポートするための大量の情報を集めていただいた。学生のErin Rayburn、Jane Brandon、そしてCamilla Brownには、貴重な時間を割いて、文献レビューを手伝ってもらった。ニュー・ハービンガー社のスタッフ全員には、何度も助けられながら、このプロジェクトの構想を励まし、深め、そして明確にしていただいた。Clancy Drakeにも敬意を払いたい。彼の丁寧な校正によって、本書は格段に読みやすくなった。

　妻のRuthと娘のErinには、特に感謝したい。私は莫大な時間をこのプロジェクトに費やすことになったが、辛抱強く応援してもらった。

　本書が評価されたなら、それは素敵な支援者たちのおかげである。素晴らしい指導と支援にもかかわらず、依然として残っている欠点があるとすれば、それは、私の人としての至らなさに由来するものである。

2012年6月　テネシー州チャタヌーガにて
ティモシー・A・サイズモア、PhD

序章

エクスポージャー療法
時代に合ったツール

　心理療法を実践する環境は変化している。私が初めて臨床の職務に就いたのは遠い昔のことである。その頃は、自分で料金と妥当な額の保険料を設定していた。さらに良かったことに、セッション数やセッション内容を気にするケアマネージャーはおらず、自分が最良と思う治療ができていた。若い臨床家は、そのような世界を想像すらできないだろうと思うにつれ、このようなことを書きながら、自分が歳をとってしまったと感じる。自由を謳歌していた頃、確かに治療で望むことは何でも簡単にでき、急ぐ必要もなかった。現在は、セラピストには出費、クライエントには大きな損失という、搾取がはびこっている。私はゆっくりとしたペースを懐かしく思う一方で、セラピストにはクライエントを治療する際に、最良の方法を使用する説明責任があることを高く評価している。

　そうは言っても、新しい制度にはマイナス面がある。マネージド・ケア（managed care）は、セラピストに科学的な裏づけのある技法を用いるように強制している。必ずしも最良の技法が、最も簡単、あるいは馴染みのある技法であるとは限らない。エクスポージャー療法（exposure therapy：ET）と、それに付随する反応妨害（response prevention：RP）は、馴染みは薄いが、効果的な治療法の好例である。エビデンスに基づいており、概して比較的短期の治療法であることは疑いようもないが、臨床家からはしばしば見過ごされてきた。これが心配の種である。なぜなら、メンタルヘルスの問題で最も一般的な臨床群である、不安症スペクトラムを効果的に治療できるからである（Kessler, Chiu, Demler, & Walters, 2005）。

　アメリカ国立精神保健研究所（National Institute of Mental Health, 2009）の、不安症とその治療に関するパンフレットには、推奨される治療法が2つだけリストアップ

されている。それは薬物療法と認知行動療法（cognitive behavioral therapy：CBT）である。しかも、多くの論文ではCBTで忘れられがちな「行動」の部分、すなわちエクスポージャー療法に焦点が当てられている。不安の治療に関する優れた概説を行っているAntony (2011) は、エクスポージャー療法はCBTの重要な要素であると明確に述べている。こうした支持があるにもかかわらず、ETは依然として過小評価され、あまり知られていない。しかし、ETは役に立つというのが結論である。Forsyth, Barrios, & Acheson (2007, p.70) は「非常に多くの研究によって、エクスポージャー療法はすべての不安症の治療に有効であることが証明されている」と述べている。ETはすべての人に役に立つわけではないと結論づけてはいるが、ETを受けた70〜90％の人に効果があったことを確認している。この論文が示唆しているように、ETをできるだけ使用すべき時がきている。

　本書は、エクスポージャー療法と反応妨害に関する理解を深め、それらを効果的に使用する助けとなることを目的としている。エクスポージャー療法と反応妨害についての基礎知識を提供し、不安症スペクトラムに適用するためのガイドブックである。エクスポージャー療法と反応妨害は、認知行動療法にも、新しい「第三の波（third-wave）」の認知行動療法の文脈にも、フィットすることを強調したい。弁証法的行動療法（dialectical behavior therapy：DBT）やアクセプタンス＆コミットメント・セラピー（acceptance and commitment therapy：ACT）の研究には勢いがある。後述するように、エクスポージャー療法はそこでも重要な役割を果たしている。

　第Ⅰ部は、第1章の、エクスポージャー療法と反応妨害の起源と発展に関する考察から始まる。第2章では、これらの技法の有効性に関するエビデンスについて考察する。第3章では、逃避行動や回避行動によってどのように不安が維持され、ETと（特に）RPでどのように取り扱われるかを紹介する。これを土台にした第4章では、どのようにエクスポージャーが機能し、どのようにセラピーで実行されるのかという詳細な説明を行い、様々なタイプのETについて考察する。第5章、第6章、第7章では、認知行動療法、弁証法的行動療法、アクセプタンス＆コミットメント・セラピーに基づいた幅広い治療計画の中で、いかにETとRPがフィットするかを考察する。第8章では、Edna Foa (Foa, Hembree, & Rothbaum, 2007) の作り上げたETのバリエーションである、持続エクスポージャー療法（prolonged exposure therapy）の概要と情動処理の役割、ナラティヴ・エクスポージャー療法

（narrative exposure therapy）、そして感情エクスポージャー（emotion exposure）を説明する。

　第Ⅱ部では、DSM-5で提案されているカテゴリー（American Psychiatric Association, 2012）に準拠した、ETを適用する最も一般的な恐怖のリストを紹介する。そして、**イメージ**（想像）**・エクスポージャー**、**バーチャル・リアリティ・エクスポージャー**、**内部感覚**（不安と関連した生理的感覚）**エクスポージャー**、そして**現実**（実際の状況）**エクスポージャー**に応用できるような内容を記載する。セラピストの思考を刺激し、個々のクライエントのニーズに応じて、ETの原則をカスタマイズする手助けを目的としている。

　本書によって、クライエントへの温かい臨床的な関心と、不安のもたらす問題の理解が深まり、不安を抱えたクライエントの治療に利用できる、効果的で、エビデンスに基づいたツールを習得されることを望む。優しいサポートさえあれば、これらのツールによって、多くの人が過度の不安に支配されたり、苦しんだりせずに、より意味のある穏やかな人生を送ることができるに違いない。

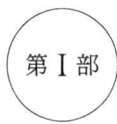

第Ⅰ部

エクスポージャーと反応妨害の諸相

第1章

エクスポージャー療法
見過ごされてきた宝物

　メラニーはうんざりしていた。彼女は恐怖を克服するために、一生懸命頑張ってきた。友人に助言を求め、楽しいことを考えようと努めてきた。恐れる必要がないものを恐れていることが分かっていることに苛立ち、自分自身と口論していた。彼女はリラックスしようと試み、瞑想も行ってみたが、どれも本当の助けにはならず、不安を抑えられないでいた。彼女はついに、セラピストに会う必要があると認めた。

　メラニーはスミス博士のオフィスの椅子に倒れ込むように座った時、まだいくらか深い呼吸をしていた。大きく息を吸い込んで深呼吸をした後で、自動車に乗っている時に体験する恐怖感について詳しく述べ始めた。彼女は衝突するのではないかという恐怖感に苦しんでいた。3週間前のある小旅行中に、とても不安になったため、車を道の片側に止め、友人に電話をして迎えに来てもらって以降、完全に車の運転を諦めていた。現在、誰か他の人が運転してくれれば、何とか車に乗ることはできるが、その時でさえ車を降りるまでパニックになっていた。心臓が激しく脈打ち、発汗し、過呼吸になるのを感じていた。たとえ誰かに運転してもらっても、ある場所から別の場所まで行くので精いっぱいであった。このようなことをいつまでも続けられないのは、目に見えていた。彼女は友人に職場への送迎を頼み続けることに、きまりの悪い思いをしていたが、町の向こう側に住む両親を訪ねることすらできないでいた。不安をコントロールしようとすればするほど、不安によってコントロールされていた。

　メラニーはこの初回面接がどのように進むのか心配だった。スミス博士は何をするだろうかと、あれこれ思いを巡らせた。子ども時代について話さなければな

らないのだろうか？ でも子ども時代はとても普通だった。自動車事故のトラウマティックな過去のことだろうか？ でも報告するほどのことではない。何年も前の駐車場での軽い接触事故だけだ。ノイローゼのようなパーソナリティに関することだろうか？ 彼女はそうではないことを願った。これまでの24年間は極めて普通だと思ってはいたが、自分が精神病患者だからおかしいことに気づかずにいつも混乱している、と考えることは嫌だった。もしかしたらスミス博士はただ話を聞くだけで、まったく助言を与えてくれないセラピストの一人かもしれない。「ワーッ！ セラピストが何を言うのか、そんなことまで心配している。もうだめだ！」。彼女は思いつめていた。

　セラピストはどの方向にメラニーを導くべきだろうか？ スミス博士は広範囲の理論に精通していたが、彼の選択によって、治療のプロセス――そしてメラニーの治療がうまくいくかどうか――に大きな違いが生じるだろう。

　あなたならどのようなアプローチを選択するだろうか？ それはなぜだろうか？ もしあなたが多くのセラピストと同類であるならば、不安のエクスポージャー療法（exposure therapy：ET）について、聞いたことはあっても、正確な使用法はまだ知らないだろう。私の望みは、エクスポージャー療法と、その仲間である反応妨害（response prevention：RP）――どちらも今日セラピストが利用できる最も実証性の高い技法である――をあなたがしっかりと理解すること、そして、エクスポージャー療法単独、あるいは不安に対する治療実績のある他の治療法と併用しながら、自由に使いこなせるように支援することである。

　まず、不安症の一般的な問題と治療法について、簡潔に検討することから始めたい。次に、科学的な裏づけのある文献があるにもかかわらず、エクスポージャー療法と反応妨害がセラピストから見過ごされてきたいくつかの理由を概説したい。見過ごされてきたにもかかわらず、今や、ETとRPは有望な治療の選択肢となっている。後ほど詳述するが、とりわけETは不安に対する新しい第三の波の治療法（third-wave therapies）の中で、新たな活用法が見つかっている。

日常的な不安症

　不安のETを論じる上で皮肉なことは、診断も治療もどちらも目立たないということである。双極性障害や注意欠如・多動症のようなホットな話題、さらには自閉症でさえも、マスメディアや大衆の注目を集めている。しかし、本当は不安症がアメリカで最も日常的な精神疾患群である（Kesslerら, 2005）。
　Burijon（2007）は不安症の疫学研究を要約し、アメリカ人の13〜18%が不安症を経験すると報告している（Brown, Campbell, Lehman, Grisham, & Mancill, 2011；Zimmerman & Chelminski, 2003）。心理的な問題の専門的ケアを求めるアメリカ人の中で、不安は最もよく知られた原因であり（Harman, Rollman, Hanusa, Lenze, & Shear, 2002）、生涯どこかで不安症の診断基準を満たす人は4分の1に上る（Quilty, Van Ameringen, Mancini, Oakman, & Farvolden, 2003）。これは、少なくとも1つの不安症の生涯有病率は、地域標本間で一貫して25〜30%であるというClark & Beck（2010）の指摘を裏づけている。このようなデータは、不安症の影響を受けるアメリカ人が、毎年3,000万人を超えることを意味している（Rapaport, Clary, Fayyad, & Endicott, 2005）。全般不安症（generalized anxiety disorder：GAD）だけでも、プライマリー・ケア診療における診断の8%を占め、最もよく診断される不安症である（Dugas & Robichaud, 2007）。不安は若者にもよく見られる。Wood & McLeod（2008）は、学齢期の子どもの6〜11%に高い不安が認められることを報告したが、Clark & Beck（2010）は、未成年者の6か月有病率が17%にも上るというデータを引用している。子ども時代の不安は、様々な精神疾患が増加する危険サインであるという意味で、精神疾患の入り口でもある（Britton, Lissek, Grillon, Norcross, & Pine, 2011）。これらのデータは、ほとんどの人が時々経験するような、よくある無症候レベルの心配事や不安について述べているわけではない。
　メラニーはたくさんの苦痛を抱えていた。遍在する不安によって、苦痛の増加、生産性の低下、人間関係のダメージ、生活の質の低下が生じる。援助の専門家は、不安について、そして不安に苦しむ人々について、もっと学び続ける必要がある。さらに、科学によって提供された最良の技術——ETやRPを含む——を利用すべきである。次は、治療に関するいくつかの一般的な考え方について検討し、なぜ

ETとRPは効果が証明されているにもかかわらず、十分に利用されていないのかを見てみたい。

不安なクライエントの期待

現代社会で、心理的な問題が受け入れられるようになってくるにつれ、人々は自分の「問題」を認めることを、ためらわなくなった。しかし、原因は何か、どうするべきか、という世間一般の考え——メンタルヘルスの専門家が最良の実践であると指摘する科学と、合致するかもしれないし、合致しないかもしれないスキーマ——にしばしば反応する。よくある考え方を見てみよう。

薬物療法

不安を抱えるほとんどの人が最初に助言を求める専門家は、内科医である。確かに薬物療法は、最も一般的な不安の治療法であり（Stein, Sherbourne, Craske, Means-Christensen, Bystritsky, Katon, Sullivan, & Roy-Byrne, 2004）、病気で苦しんでいる多くの人は薬に期待する。この期待にはそれなりの理由がある。なぜなら、不安症への薬物の効果は、十分に証明されているからである（Roy-Byrne & Cowley, 2002；Dougherty, Rauch, & Jenike, 2002；Yehuda, Marshall, Penkower, & Wong, 2002）。もっとも、役に立つからといって、最良の選択肢とはならないし、必ずしも最初の選択肢ともならない。一般市民はこのことに気づいていない。製薬会社がスポンサーを務める大衆向けの広告の中で、薬は心理的問題の解決策であるともてはやされているからである。

しかし、不安を抱える人に薬を処方することには、費用や副作用といった通常の懸念の他に、いくつかの問題がある。第1に、薬物療法は**唯一**の効果的な治療法ではないし、おそらく**最も**効果的でもない（一番安価でもない）。多くの内科医は、心理療法や行動的技法よりも薬物療法が重要であると考えることすらせずに、薬を処方するようである。これは多くの場合、不安への対処法として、長期的な薬の使用が始まることを意味する。人に魚を与えることと、魚の獲り方を教

えることを比較した、古い諺を借りるならば、薬は日々の「魚」であるが、ETやRPを含む認知行動療法（CBT）、弁証法的行動療法（DBT）、アクセプタンス＆コミットメント・セラピー（ACT）は、実際の「魚釣り」の技術を提供する。

仮に内科医が、不安を抱える人に心理療法を受けるように紹介するとしたら、薬物療法が期待した結果を生むことに失敗した後であろう。しかし、このアプローチによって、さらに複雑な問題が生じる。後ほど分かるように、ETやRPは、恐怖を克服するためには恐怖に直面する必要がある、という前提に基づいている。もし薬が不安を和らげるならば、不安を克服する上で必要な馴化（habituation）に逆らって機能するだろう。もし薬が「頓用される」ならば、別の複雑な問題が生じる。薬は回避あるいは逃避の選択肢となり、ETの効果を減少させる。薬物療法は役に立たない、多くの状況では必要ないと言っているわけではない。薬は必要以上に処方されており、時には心理療法の効果を危うくする場合もあるということを言っておきたい。

内科医は不安を抱える人に治療を受けるようリファーするし、メラニーのように、不安を抱える多くの人は、薬を始める前にセラピーを求めてくる。不安に対して利用できる多様な心理療法の選択肢がある。十分なエビデンスがあるものもあれば、ないものもある。以下に、重要な心理療法のいくつかを列挙する。

精神分析的心理療法

精神力動論（psychodynamic theories）の長くて豊かな歴史に、人々は大きな影響を受け、恐怖の源は幼児期の出来事にある、という一般的な考え方をするようになった。Freud（1920/1966）は不安症に強い関心を持ち、不安症を抑圧による症状——とりわけ性の抑圧——として理解した。彼の理論に基づく治療法は、防衛として欲求を阻止しようと抑圧しているものを、明るみに出すことを目指している。Freud（1909/1955）が発表した古典である、少年ハンスの症例を思い出してみよう。この5歳の少年は、大きな馬が倒れ、起き上がろうと攻撃的に蹴る姿を見て以来、馬恐怖症になった。Freudはこれを、母親への性的魅力と父親への攻撃性の抑圧が、馬に置き換えられたものだと解釈した。これは、長く、難しい治療の道のりとなるに違いない。

Freudの子孫たちは、メラニーの状態に対して異なったアプローチをとるだろう。彼女の内的な精神力動、愛着パターン、あるいは対象関係などについて論じるだろう。しかし、これから述べる不安の本質や、不安の持続という観点から考えると、すべては的が外れている。それらは不安の軽減とは別の、あるいは不安がより複雑な時に必要となるパーソナリティの変化に対処するためには、有益な補助的アプローチである。ただし、パーソナリティと生活歴を深く探求することは、ある程度の利益はあっても、不安を軽減するために必要とされるほどのものではない。

支持的心理療法

　多くのセラピストは、支持的（supportive）もしくは非指示的（nondirective）アプローチに固執し、Rogers（1957, 1961）の先駆的な業績を継承している。**非指示的療法**の理論は単純であるが、実践はなかなか難しい。クライエントの思考や感情を、判断せずに正確に反射しながら、その思考や感情を共有することで、無条件の受容と関心を向けていく。この感情の一致は疑いもなく、クライエントに支持と安心を与えるが、なぜこのアプローチが不安症に役に立つのかという説明に関しては、理論的にも経験的にも裏づけがない。後述するように、再保証を求めること（reassurance seeking）は、しばしば不安を悪化させる。このタイプのアプローチによって、クライエントは来談し続けるが、不安は軽減しない。正確な共感は、確かに良い治療を行うための基礎である。ほとんどのセラピストは大学院でこのモデルの訓練を受けており、セラピストも同様に心地よくなるために、このアプローチに引かれるのかもしれない。しかし、正確な共感スキルは必要ではあっても、不安を軽減させるにはほど遠い。恐怖について話をすることで、メラニーの気分は良くなるかもしれないが、運転席に座ってハンドル操作ができるようにはならないだろう。

引き金となる出来事

　メラニーは、恐怖が始まった最初の出来事を回想するように求められるだろう

と考えた。このアプローチには一理ある。前述したFreudの少年ハンスの症例（1909/1955）からも明白である。Freudは明らかに、表面的な可能性に隠された過去に意味を探し求めた。しかし、恐怖症の原因となる出来事（event）は特別なものではなく、認知行動モデルによって簡単に説明できる（例えばClark & Beck, 2010 は、二要因学習理論（two-factor learning theory）で少年ハンスを説明している）。行動主義者に至っては、Watson & Rayner（1920）のアルバート坊やの古典的実験——対象者がそれまでは恐れていなかった白ネズミと、大きく嫌悪的な音を対提示したレスポンデント条件づけによる恐怖の形成——にまで遡って、不安を理解している。中性刺激（この場合は白ネズミ）と不快刺激（大きな音）の対提示によって、対象者が中性刺激を恐れる原因になる、ということを思い出してほしい。

　多くの不安の形成にレスポンデント条件づけが関与していることは疑いないが、こうした不安は、負の強化（negative reinforcement）のプロセスによって維持されていることが、今では明らかになっている。すなわち、特定の反応に随伴した不快事象の除去、この場合は恐怖から逃げることが強化されると、その後、恐怖から逃げようとする傾向が強くなる。これによって、最初の条件づけの後も恐怖が持続することが説明できる（Clark & Beck, 2010）。しかし、多くの場合、レスポンデント条件づけの明確な起源は見つからない。例えばTryon（2005）は、経験的な事実として、恐怖症の人はトラウマティックな発症をほとんど思い出せないと論じている。もしかしたら、他に起源があるのかもしれない。例えば、中性刺激に対する単純な不安誤認警報（anxious false alarm）によって、恐怖症の形成過程が始まるのかもしれない（Forsythら, 2007）。メラニーの場合、運転中に突然不安な考えが浮かび、それが治療を求めるプロセスの始まりなのかもしれない。あるいは、体調が徐々に悪くなっていったのかもしれないし、単なる思考パターンの結果なのかもしれない。いずれにせよ、重要な特徴は、自己強化的な回避や逃避行動によって、恐怖が維持されるということである。恐怖はある出来事から始まるかもしれないが、回避と逃避によって維持される（Richard, Lauterbach, & Gloster, 2007）。

　セラピストが使用する戦略は他にもたくさんあるが、上記の3つ（精神分析的アプローチ、支持的アプローチ、引き金となる出来事の探索）が最も一般的であり、人々の理解の中にも浸透している。しかし、ほとんどの不安症に見られる中核的な問題は、不安を感じることや不快な個人的出来事を体験することを回避するこ

とである（Forsythら，2007）。恐怖の起源が何であろうと、恐怖の感覚や恐怖について考える体験を回避することで、不安が育っていく。不安を回避しても、不安は除去されない。不安と向き合うことによってのみ、不安は除去される。これがエクスポージャー療法が有効な理由である（第2章で、エビデンスを細かく見ていく予定である）。スミス博士がこのことに気づいているならば、メラニーにETの概念を説明する前に、治療への期待に焦点を当て、修正をしておく必要があるだろう。

セラピストがエクスポージャー療法を選択しない理由

　先入観や期待を持って最初のセッションに臨むのは、クライエントだけではない。セラピストは、前提や接近手段という自分たちのシステムの中で動く。ETに関する確固たる理論的、経験的な根拠があるにもかかわらず、臨床家がETを選択しないいくつかの理由がある。

訓練、経験、先入観

　Van Minnen, Hendriks, & Olff（2010）は、すべての不安症とも関連するが、心的外傷後ストレス障害（PTSD）に対して、なぜセラピストがETを選択しないのかという理由を説明する、いくつかの決定的な要因を紹介している。第1に、多くのセラピストは、ETの訓練と経験が不足している。Van Minnenら（2010）は、Becker, Darius, & Schaumberg（2007）の研究を引用しながら、調査した心理士のわずか31%しか、イメージ・エクスポージャー（imaginal exposure）の正式訓練を受けていなかったと述べ、この知見を裏づけている。Van Minnenら（2010）の研究によると、イメージ・エクスポージャーよりも、眼球運動による脱感作と再処理（eye movement desensitization and reprocessing：EMDR）の訓練比率が高いという。ETはおそらく、行動療法のコースの中で簡単に触れられているだけで、メンタルヘルスの専門家に対する、多くの訓練プログラムの中で教えられてはいない。ましてや、ETの経験のあるスーパーバイザーの指導のもとで、構造化された訓練の機会が与えられ

ることは、もっと少ない。ETのような効果的な治療法の訓練をするためには、訓練プログラムをより計画的に準備する必要があるし、スキルを訓練する機会を提供する必要がある。Van Minnenら（2010）は、女性セラピストが男性セラピストよりも、ETを使用する傾向が低いことも報告している。女性は男性と比較して、ETへの信頼感が低く、ストレスフルな治療法であるという先入観を持っているのかもしれない。

併存症の診断

Becker, Zayfert, & Anderson（2004）は、臨床家の37％が、併存症の診断があるとPTSDにETは禁忌であると考えていると報告している。確かに併存症の診断については、特に他の不安症あるいは精神疾患が併存する傾向があれば、注意しておかねばならない。しかし、併存傾向があるということを、使い慣れて習熟した治療法に変更するための理由づけとして使う傾向がある。ETを治療計画から完全に除外せずに、他の問題に対処する治療計画の文脈の中に置くことで、支援が可能になる。

職業的、実際的な問題

ETを使用したいと考えている多くの臨床家は、典型的な実践基準から生じることが予想される懸念のために、使用をためらう。ほとんどのセラピストは、45〜50分の臨床「時間」という、長年にわたる慣習に合わせて治療スケジュールを立てる。第三者払い戻しスケジュール（third party reimbursement schedules）は、この慣習を基礎にして発展してきたし、心理療法に対する治療規約（procedure codes）も、一般的には50分のセッションに焦点を合わせている。しかし、多くのエクスポージャー・セッションは、特に自然な環境で行われる場合（例えば公共の場を恐れている人とショッピングモールで会うなど）、遂行するのに50分以上かかる。この治療モデルは、いくつかの面で伝統的慣行と対立する。

第1に、恐怖刺激に対する長時間の現実エクスポージャー（後述するが、好ましいアプローチである）を提供するために、セッションを長くしたくても、それに合

わせてスケジュールを計画することが難しい。第2に、保険会社はエクスポージャー療法についてあまりよく知らないようで、長いセッションに対する規約の認定は、不可能ではないにしても骨が折れる。そのため払い戻しが難しい。セッションの延長に対しては、クライエントに直接請求するというのも一つの考え方である。クライエントはこのことに懸念を抱くだろうが、長時間のエクスポージャー・セッションは、長い目で見れば治療期間を短くできる、ということについて話し合うとよい。保険会社もこのことを認めるようになることを願う。

オフィスの外で行うETに対する、実施上の問題もある。スケジュールの調整に加えて、プランニングや費用（走行費用や公共交通機関の費用など）の面から、この種のセッションを行う上でセラピストを困らせることがある。例えば、エクスポージャーの指導のために、メラニーのようなクライエントと一緒に車に乗るという、デリケートな法的、倫理的な問題が関わってくるかもしれない。もしクライエントがセラピストを乗せている時に事故を起こしたら、どうなるのだろうか？　あるいは、もしセラピストがクライエントを乗せる必要が生じたら、どうなるのだろうか？　この種類の問題は第4章で詳細に扱うが、ETの有効性が証明されているにもかかわらず、こうした問題のために、セラピストが実際にETを使用することをためらっている様子が想像できる。

エクスポージャーによっては、クライエントに対する潜在的な危険性という倫理的な問題もある。もしスミス博士の指示で、不安になりながらメラニーが車を運転し、事故を起こしたらどうなるのだろうか？　さらに、ETとしては当然のことであるが、クライエントを知覚された危険や脅威に招き入れた結果、指示した治療によって不幸になることがあるかもしれない。こうした問題を扱う方法については第4章で検討するが、それでもETに慣れていない多くの臨床家の心の中に、重くのしかかるようである。

疲弊

ほとんどのセラピストは、思いやりがあり、人を助けたいと思っている優しい人である。しかし、生計を立てるためにセラピーを行っており、そのためにもクライエントが必要である。クライエントは、気分が良くなるという希望を抱いて

セラピーに来る。セラピストは（そしてクライエントも）、気分が良くなる前に、悪くなることもあるということを知ると、エクスポージャーを行うことに賛同しないようである。Rosqvist（2005）の主張——進化は私たちを快楽主義者にし、その結果、エクスポージャー療法のような不快なことをすることを嫌がるようになった——は大げさではあるが、人間が不快なことや苦痛を避けるのを好むようになったことは否定できない。人は怖いという不快感を回避しようと一生懸命になるが、結局、そのせいで不安が持続してしまう。身体的な訓練では「苦痛なくして得るものなし（no pain, no gain）」という格言をよく売り込むが、感情に関する「訓練」になると、この格言は押し売りになってしまう。そのため、クライエントはエクスポージャーのような不快な治療法を回避したり、ドロップアウトする傾向がある。共感的なセラピストも、クライエントの苦痛だけでなく、セラピスト自身に生じる不安のために、恐怖に曝露するようクライエントに求めるのに疲弊する。ETが効果的であろうとなかろうと、不快になる可能性とクライエントを失う危険性の狭間で、多くのメンタルヘルスの専門家がETの使用を見送ることは理解できる。したがって、エクスポージャーの「健康的な苦痛（healthy pain）」は、回復に向かう道のりにおいて必要なものであると理解し、このことをクライエントに効果的に伝えることが、セラピストにとって重要である。その方法は第3章で論じる予定である。

創造性

　ETの使用を妨害するもう1つのものは、エクスポージャーを計画し実行するために必要とされる、行動力と創造性である。セラピストがETを使用する理論的根拠や戦略を理解していても、個々のクライエントに合わせてカスタマイズする必要がある。例えば、嘔吐を恐れているクライエントに対して、どのように嘔吐に曝露させるか？　あるいは、強迫症の人に対して、どのように他人を傷つけるのではないかという恐怖感に曝露させるか？　エクスポージャーの価値を知り、研究によって確信し、使用したいと思っている人であっても、クライエントを適切に曝露させる方法を考え出そうと悩んでいるうちに、挫折感が生じてくるようである。この問題の解決が、本書の主要なテーマである。第Ⅱ部では、多く

の恐怖に対処するためのアイデアを提供する。

無視

　ETがあまり使用されない最も理解しがたい理由は、単に無視されているということである。これまでに論じてきた問題のためであろうと、一般向けメディアでの注目の欠如であろうと、単にセラピストがETの文献を読んでいなかったためであろうと、ETは除外されたというよりは、見過ごされてきた。あるいは、Richardら（2007）が述べているように「エクスポージャー療法は、**否定された**というよりは**無視された**」（p.2；原本も強調）。もし臨床家が実際にETの使用を考えるのであれば、選択肢の一つとして、ETが心に浮かばなければならないのは明らかである。

DBT、ACTとエクスポージャー療法の関連

　本章のテーマは、これまでほとんどのクライエントとセラピストは、ETのように難しくて努力を要する治療法を、本当は求めていないということである。欧米の心理学の大部分は、個人が何らかの方法で問題を克服し、統制するような、コントロールして統制するアプローチに焦点が当てられてきた（Forsythら, 2007）。西洋人は、ネガティブなこと、あるいは不快なことすべてを「克服」したがる。Rosqvist（2005）が述べている、西洋の「快楽主義」の一つかもしれない。必要がないのにわざわざ不安を体験し、不安と闘わないようにしながら不安惹起状況に足を踏み入れるようなことを、ほとんどの人は直感では理解できない。

　しかし近年、コントロール、統制、不快感を嫌がること、に拘束されない実践と教義を持つ治療法の集団が現れた。伝統的な認知行動理論と、東洋の哲学とスピリチュアルな伝統の諸側面をもとにした「第三の波」の治療法は、価値（values）の実現という高い目標を追求するために、不快感はアクセプト（accept）しなければならないと仮定している（Hayes, Strosahl, & Wilson, 1999；Eifert & Forsyth, 2005）。（これらのアプローチは、多くのユダヤ教、キリスト教、イスラム教の教えにもうまくフィット

すると付け加えておきたい。）これらの治療アプローチの考え方によれば、不安というものは、高い目標の追求、あるいは人生における避けられない問題の一部として（ポジティブな意味で）アクセプトすれば、どうしても避けたい欲動から、いつかは減少していく不快なものへと切り替わっていくという。

このようなことすべては、ETとどのように関係するのだろうか？ これらのアプローチでは、実際は、単に不安を体験するというよりは、不安の持つより大きな意味に自分を曝すという課題を与えながら、従来のETに深みと、行動を促す刺激を与えてくれる。単に不安の軽減を求めるのではなく、不安のために何を失っているのかを強調することで、ETはより高い人生の目的や目標に奉仕するという位置に置かれる。これらのアプローチは、ETの使用についてのためらいを克服する理論的根拠を与えてくれる。十分に確立した認知行動療法（CBT）は、この大局的な哲学の諸側面を包含することができるが、ここで2つの主要な第三の波の治療法であるDBTとACTを紹介する。詳細は第6章、第7章で論じたい。

弁証法的行動療法

弁証法的行動療法（DBT）は、主にMarsha Linehan（1993a, 1993b, 1995）が考案したものである。東洋の影響——主として仏教の僧侶であるThich Nhat Hanh（1999）が記述したマインドフルネス（mindfulness）の考え——を受けた認知行動療法を基礎にしている。このモデルは、今この瞬間に対してマインドフルになるという考え、一瞬一瞬を精いっぱい体験しながら、価値判断をせずにアクセプトする、という感覚に基づいている。この実践は、苦悩耐性スキルの習得を含んでいる。エクスポージャー療法と明らかな関連があり、恐れている項目に対する苦悩に耐えることをクライエントに求める。これらの基本スキルを習得すれば、感情を管理し耐えるスキル（感情調節スキル）を習得することが可能になる。DBTモデルは、最初は境界性パーソナリティ障害のために開発されたが、より広範囲に適用されている。瞬間に対してマインドフルであることは、いろいろな感情、とりわけ不安と向き合う優れた方法である。実際は、DBTのマインドフルネスに基づいた感情調節スキルの形成は、より広範囲な治療的なアプローチに組み込まれたある種のエクスポージャーである。

アクセプタンス＆コミットメント・セラピー

　もう1つの第三の波の認知行動療法は、アクセプタンス＆コミットメント・セラピー（ACT）である。Steven Hayes（Hayesら,1999）により創始され、DBTと同様に、不安と「闘う」のではなく、より大きな目標のために不安をアクセプトするというアプローチを共有している。アクセプタンス＆コミットメント・セラピーは、科学哲学として機能的文脈主義（functional contextualism）と、関係フレーム理論（relational frame theory）という、行動、言語、認知を概念化する方法（Hayes, 2005；これらの概念は第7章で説明する）から生じている。この治療法では、単に不快な感情を除去するのではなく、より深く広いレベルで変化する重要性を強調している。実際、ネガティブな感情は、人生の目標に向けた必要な動きの一部として、そして目標へのコミットメントと一緒に生じるものとして、アクセプトされる。不安の回避は、大きな目標から人の焦点をそらし（Eifert & Forsyth, 2005）、目標への前進を妨げる。マインドフルネスは、ACTにおいても役割を演じているが、ACTではさらに、クライエントの価値と目的に対処するために、マインドフルネスの概念を取り入れている。ACTの根底にある哲学では、人生とは苦痛を回避する以上のものであり、不安を含めた苦痛は、目標を達成するためにアクセプトしなければならないものである。不安な思考や感情への対処を、より大きな人生の目標という文脈に配置することで、恐れている物事に自分自身を曝露する力が湧いてくる。

　これらの第三世代のアプローチでは、ETとRPを、より良い人生に向かうステップという文脈の中に置いている。エクスポージャーの有効性を、不安の軽減だけに限定していない。確かに、過度の不安を抱えた人生よりも、不安のない人生のほうが良い。しかし、クライエントがより豊かで満たされた人生像に近づく助けになるならば、ETとRPはよりいっそう価値がある。ACT、DBT、そしてこれらに関連した治療の実践家は、ETとRPがこれらのアプローチをどれほど豊かなものにするかをしっかりと理解することで、大きな利益が得られるだろう。

第2章

エクスポージャー療法と反応妨害

　前章では、エクスポージャー療法（ET）を使用する際に生じる、いくつかの問題とハードルについて述べた。本章では、ETの特徴と、不安を抱える人々を援助する際の有効性に関する、基本的な疑問に答えていきたい。本書で紹介するいろいろな技術や提案を活用するつもりであるならば、ETのことをしっかりと理解し、ETがどのようなことを提供できるのかを、正確に評価しておく必要がある。まず、ETならびにETと類似した治療法の発展の経緯を明らかにすることから始め、その背後にある理論と研究に関する豊かな歴史を概説したい。そして、今日のETがどのようなものであるのかという理解を促したい。次に、ETが不安を低減させるメカニズムを探求したい。最後に、ETを補完する技法としての反応妨害（RP）の特徴と有用性を考察したい。

エクスポージャー療法とは何か

　「エクスポージャー療法」とは、不安を治療するある種の基本的なアプローチ——心理療法的介入の歴史にまで遡るアプローチ——の現代における継承者として使用されている用語である。「エクスポージャー」とは、理論的に異なった複数の変容理論の中の、有効成分に使われる共通用語であると理解されている（Foa & Kozak, 1986）。これらの理論は、人が不必要に回避している嫌悪的もしくは不快な状況、物、場所に自らを曝露することが治療的である、という共通見解を持っている。

エクスポージャー療法は、行動主義と行動療法に起源を持つが、治療の要素として認知過程を取り込みながら発展してきた。そして、第三世代の認知行動療法によって、より広い文脈が与えられた。この治療法の歴史は、心理学研究の初期から始まる。

ETに先立つ行動科学研究

レスポンデント条件づけ理論、二要因論、系統的脱感作療法、フラッディング、インプローシブ療法など、以前からあった重要な理論と治療法によって、今私たちが知っているようなエクスポージャー療法の道が開かれた。

◇レスポンデント条件づけ

エクスポージャー療法の基本モデルは、すべての心理学の中で最もよく知られた実験の一つ、すなわちPavlov（1927）の犬から派生している。Pavlovは犬がエサを見ると唾液を垂らすことを知っていたが、エサの提示に先行する事象にも唾液を垂らすことに気づいた。彼は好奇心をそそられながら実験を行い、エサとは関係のない先行刺激の提示で、犬が唾液を垂らすように訓練した。例えば、エサの提示と同時にベルが鳴れば、やがて犬はエサがあろうとなかろうと、ベルが鳴るだけで唾液を垂らすようになる。この現象が、**レスポンデント条件づけ**として知られるようになった。この理論モデルの影響は多様である。実際的な帰結の一つは、特定の恐怖がどのように獲得されるかを説明するための、レスポンデント条件づけ理論の適用である。すなわち、ある人が、それ以前は中性的であった手がかり（neutral cue）のもとで恐怖を体験すると、その手がかりはいわゆる恐怖の**条件刺激**（conditioned stimulus）となる。

レスポンデントに条件づけられた恐怖が人に存在することは、別の有名な研究——Watson & Rayner（1920）のアルバート坊やの研究——において立証された。対象者はアルバートという名の幼い男児であり、もともと白ネズミを怖がることはなく、一緒に遊ぶことができていた。しかし、アルバートが白ネズミと遊んでいる時に、背後で実験者が大きな音を鳴らして、彼を驚かせた。何度かこれを繰り返すと、アルバートは白ネズミを見ただけで泣き出すようになった。Pavlovの

犬がベルと夕食を連合させたように、彼は白ネズミと恐怖が連合するよう条件づけられたのである。この原理の応用は至るところにある。怒りっぽい上司と一緒に働いている人は、職場と上司に批判される恐怖を連合させ、上司が職場にいない時でも恐怖が続くようになるかもしれない。注射をされるかもしないと、病院に行くのを怖がる子どもも多い。

このような条件づけが1回の体験で生じることもよくある。例えば、長い階段からの1回の落下で、高所恐怖症になりうる。私自身の体験であるが、渋滞中に車がオーバーヒートしたことが1回あったが、何か月もの間、オーバーヒートが起きた交差点に近づくたびに不安を感じた。

レスポンデント条件づけによる不安の理解は、不安を解消する治療法としての動物モデルに根ざしている。動物に見られる不安の治療法としてのエクスポージャーに関する研究は、Todd & Pietrowski（2007）に分かりやすくまとめられている。彼らは、動物研究によって不安について学べるだけでなく、認知的要素がなくてもエクスポージャー療法で不安を治療できると結論づけている。この考えを簡単に紹介する。

◇二要因論

レスポンデント条件づけモデルは恐怖（fear）、とりわけ恐怖症（phobias）の説明には強いが、なぜ数回もしくはたった1回の試行で、何年も続く不安（anxieties）が引き起こされるのかを説明するには、不十分であることが立証されている（Barlow, 2002）。長い間恐怖が持続し、多くの場合は、年月が経つにつれて恐怖が悪化していくことを説明するためには、何か別の理論が必要であった。O. Hobart Mowrer（1953, 1960）の二要因論（two-factor theory）の説明に入ろう。Mowrerは恐怖や恐怖症が生み出されるメカニズムとして、レスポンデント条件づけの初期の見解を支持しながらも、人は報酬や罰につながる活動、つまり「操作（operating）」による学習である、**オペラント条件づけ**のプロセスによって恐怖が持続すると仮定した。人はいったん特定の物、場所、状況を恐れるように条件づけられると、それに近づくことで不安が生じるようになる。表面上は、危険な環境であることを警告する適応的な機能として働くが、同時に、恐怖刺激を避けること（回避反応）を助長してもいる。そのために、人は恐ろしい物や状況を避けるように行動する

ことで、不安による不快な感覚を低下させる。基本的には、負の強化のプロセスである（そこでの行動に対する報酬は、不快な状況からの逃避である）。ここに反応妨害の必要性が生まれてくる。反応妨害は、基本的にはこの2つ目のオペラントの要素に働きかける。回避や逃避行動を妨害することによって、反応妨害は行動パターン中の負の強化の部分を弱め、不安な感覚を避けたいという報酬を求める衝動を弱める。

恐怖状況が本当は脅威ではない場合、回避することによって、不安感情が誤りであることを証明する機会が奪わる。その状況が本当は安全である、ということを発見する機会が奪われることになる。私の車がオーバーヒートした例に戻ると、私は危機が生じた交差点に近づくにつれて本当に不安になったが、必要に迫られてそこを通り抜けた。その交差点への数回の曝露で、恐怖は消失した。現実検討によって、恐怖を防ぐという目的は必要ないということが分かった。反対に、もし恐怖感情に屈して交差点を避けていたら、負の強化プロセスによって、回避行動が不安を和らげていたであろう。最初の（レスポンデント）条件づけと連合した弁別刺激（交差点に近づくこと）によって、苦痛が喚起され、その刺激を避けることが報酬になる（活動することで報酬が得られるという、オペラント条件づけの負の強化）。こうした二要因によって、私の不安は交差点近くで強くなり、その不安は持続していたであろう。

Richardら（2007）は、二要因論によってETの有効性を説明できる3つの理由を仮定した。第1に、私があの交差点を通り抜け続けた時がそうだったように、不安は対になる**嫌悪刺激**がないと（すなわち悪いことを体験することなくその状況を体験すると）、**消失する**（徐々に低下する）。第2に、恐れている状況に直面し続けることによって回避反応を妨害できる（反応妨害の使用を支持する要素）。そして、今度はその状況に関する新しい情報――もはや危険ではないという情報――を学習する。第3に、本物の脅威に直面した時、人は一般的にはいつまでも不安な状態のままではない。セッション中に曝露することで、不安が生じるかもしれないが、その不安は、セッション中もしくは次のセッションまでには減少する。

二要因論は、提唱されてから20〜30年は評判が良かったが、問題も明らかになってきた。それらはClark & Beck（2010）によって、うまくまとめられている。第1に、ある種の刺激は他の刺激より簡単に条件づけることができることを示し

た研究によって、どのような中性刺激（報酬も罰も示さない刺激）でも、無条件刺激と連合させることができる、というレスポンデント条件づけの仮説は支持されなくなった。例えば、被験者がヘビを恐れるように訓練するほうが、花を恐れるように訓練するよりも容易である。第2に、すべての恐怖症は、トラウマティックな出来事に根ざした明確な学習歴があるわけではない。メラニーはこれまで一度も深刻な自動車事故を起こしたことはなかったが、事故を起こすことや事故に遭うことを恐れている、ということを思い出してほしい。第3に、恐怖は気が動転するような出来事を単に観察するだけで、代理学習されることを示す証拠がある。第4に、トラウマを経験した多くの人に、恐怖の連合は生じてはおらず、なぜある人には生じるのに他の人には生じないのか、科学者を不思議がらせている。最後の見解は、ヘビに噛まれた人よりも、歯科治療で痛みを体験している人のほうが多いのに、ヘビ恐怖症の人が多いという事実によって例証されるように、二要因論では恐怖症の疫学を説明できないということである。Richardら（2007）は、嫌悪的な出来事を体験し恐怖反応を獲得する多くの人は、回避行動を行わないと付け加えている。逆に、恐怖を感じなくなっても、回避行動や逃避行動を続ける人もいる。結局、二要因モデルでは恐怖症に対するある種の洞察は得られるかもしれないが、様々な恐怖、とりわけ拡散したり関連し合う恐怖を説明するには不十分である。

　二要因論は、治療技法を開発し研究を促進させたという意味では重要であった。二要因論は、なぜETが機能するのかという、多少の説明的価値は持っている。しかし、臨床実践を強化する存続可能な現代理論というよりは、研究への歴史的な出発点でしかなく、多くの弱点が残されたままである。にもかかわらず、二要因論は依然として極めて重要な問題を提起している。すなわち「厄介な恐怖と不安が長期間持続するのは、恐怖の起源よりも、治療と関連がある」（Abramowitz, Deacon, & Whiteside, 2011, p.36）。

◇**系統的脱感作療法**

　前述のレスポンデント条件づけモデルを基盤とし、行動的なプロセスを利用した不安を減少させる治療技法を開発する上で、Joseph Wolpe（1958, 1961, 1990）は最も影響力があった。**系統的脱感作療法**（systematic desensitization）は、Head & Gross

(2008) によって以下のように簡潔にまとめられている。

> 深いリラックス状態に誘導し、別名イン・ビトロ（in vitro）と呼ばれる、イメージ・エクスポージャーを利用した一連の段階的な不安惹起状況を提示する手続き。エクスポージャー中に不安を感じれば、そのイメージは停止され、リラックス状態が導入される。それぞれの不安惹起状況へのエクスポージャーを繰り返すことで、不安の程度は次第に弱まり、最後は嫌悪刺激に対して不安を感じなくなる。(p.542)

　Head & Gross（2008）は、系統的脱感作療法の手順を簡潔に概説しているが、まず、クライエントに身体的な緊張を緩めるリラクセーションスキル、一般的には全身がリラックスするまで、筋肉群を漸進的に緊張させては弛緩させる筋弛緩法を教える。次に、不安を惹起する状況を、不安の低いレベルから高いレベルまで順に並べた階層表（hierarchy）を作成する。メラニーの場合であれば、停止した車の中に座っている状況をイメージするだけであれば、低い不安レベルであり、運転している状況を実際にイメージすれば、はるかに高い不安レベルであったに違いない。系統的脱感作療法は、多くをイメージ・エクスポージャーに依存しているので、実際の運転は階層表の中には含めない。クライエントと協同しながら階層表を作成したら、次のステップは、イメージ・エクスポージャーである。クライエントが中性的な場面をイメージしながらリラックスしたら、階層表の最も低い項目を言葉で描写しながら提示する。クライエントはその場面を数秒間イメージし、不安を評定する。不安が低下するまで同じ場面を繰り返し、不安が低下したら次の項目へと進める。そして、クライエントが階層表の最も高い不安項目を、穏やかにイメージできるようになるまで、同じように続けていく。

　Wolpe（1958）は、不安をイメージしながら不安に拮抗する反応を体験すると、不安反応が抑制されるという、**逆制止**（reciprocal inhibition）によって系統的脱感作療法の効果を説明した。作用機序についてはいまだに議論されているが、Tryon（2005）は、系統的脱感作療法は最も実証的に支持された治療法の一つであると断言している。一方、Head & Gross（2008）は、現在はエクスポージャー療法や、他の認知行動療法的アプローチに組み込まれた特定の要素を持つ、Wolpeの方法と

は異なる形式のものがよく使われていると指摘している。例えば、早くは1981年にWalker, Hedberg, Clement, & Wrightは、そのコンセプトを現実（in vivo）エクスポージャーに応用し、不安惹起刺激をクライエントに単にイメージさせるのではなく、実際に接近させた。もっとも、Marks（1975）の画期的な報告によって、リラクセーションそれ自体は必要ないことは分かっていた。変化を促進させる重要な変数は、段階的なエクスポージャーであった。何よりこの論文は「エクスポージャー療法」という用語の起源であった。多くの治療法に当てはまることであるが、私たちはその治療法が機能することは知っているが、その変化を引き起こす正確なメカニズムを見つけようと悪戦苦闘している。とはいえ、系統的脱感作療法の基本原理は、現代のエクスポージャー療法に情報を提供し続けている。

◇フラッディングとインプローシブ療法

ETの物語における別の2つの重要な流れは、レスポンデント条件づけに端を発している。フラッディング（flooding）（Miller, 2002）とインプローシブ療法（implosive therapy）（Levis, 2002）は、両方とも不安の治療法として実証的に支持されている。**フラッディング**とは、簡単に説明すると、クライエントが最も恐れている状況に、イメージで、あるいは実際に、素早く直面させ、その間は刺激状況からの逃避を最小限にする——すなわち反応妨害を行う——徹底したアプローチである（Abramowitzら, 2011）。

フラッディングは「生物学的な無条件刺激（unconditioned stimulus：UCS）のない状況で、条件刺激（conditioned stimulus：CS）が繰り返し提示されると、条件反応（conditioned response：CR；"症状"）は消去する」（Levis, 2008, p.272）というレスポンデント条件づけの原理を基礎にしている。他のエクスポージャーをベースにした治療法とは異なり、フラッディングは、イメージであろうと現実であろうと、最も高い不安惹起刺激から始める。徐々に上げていくようなことはしない（Zoellner, Abramowitz, Moore, & Slagle, 2008）。例えば、メラニーの場合であれば、セラピストは彼女の不安が和らぐまで「洪水（flood）」のように、すぐに彼女に運転をさせ続けるだろう。この手続きによって、彼女の恐怖反応は理論的には消去するだろう。

インプローシブ療法も、反応の消去という考えから生まれたフラッディングの一種である。Stampfl & Levis（1967）は、インプローシブ療法をイメージによる情

景だけを用いるという点で、フラッディングと区別している。イメージによる情景は、不安を強く喚起させ、その過程で不安が基本的には内破するまで誇張されたものであったり、（絶対ないとは言わないまでも）ありそうにないようなものであったりする。メラニーの例で言えば、自動車事故を目撃している、あるいは、彼女自身が自動車事故に遭っている情景をイメージさせるようなことである。最後に付け加えると、インプローシブ療法は、パーソナリティの中核的な恐怖と見なされる拒絶や死への願望のような、不安の根源に直接訴える精神力動的な要素を持っている。

　系統的脱感作療法、フラッディング、インプローシブ療法は、すべて有効性が実証されている。すべてに共通した中核要素は、クライエントを恐怖惹起刺激に曝露し、同時に、回避や逃避を妨害したり禁止することである（Abramowitzら, 2011）。このようにして、クライエントに逃避反応をさせずに、曝露中の不快感と向き合うように促すことで、恐怖の解学習だけでなく、安全感の再学習が行われる。これらの治療法によって、1970年代から1980年代にエクスポージャー療法の土台が作られた。

認知の役割

　思考パターンや思考内容によって、人の行動は大きく影響されることが明らかになってきた。新しい研究方法によって、観察不可能であった思考の領域を垣間見ることができるようになり、認知は、行動的アプローチの中に地位を獲得した。これまでに考察してきたどのアプローチも、エクスポージャー中のイメージやリラックスさせる視覚イメージを、ある意味、認知的なものであると考える以外は、不安やその治癒における思考の役割を問題にはしてこなかった。しかし、認知に関する知見をもとに、認知、気分、感情のすべてが人間の苦痛に影響を与えているという、強力で分かりやすい説明が提供されている（Forsythら, 2007）。認知的アプローチでは、記憶、注意、不合理な信念、論駁できない自己陳述、その他の不適応な思考が、精神障害、とりわけ不安症の説明と治療に重要であると主張している。Reading（2004）が詳述しているように、多くの感情は、過去や未来につい

て考える能力に起因している。一般に不安は、たとえ過度に心配になるような出来事がなくても、未来についての心配に考えが過剰に集中することに起因しているという。したがって、検討してきた流派の中で最も有力なモデルは、もはや行動療法ではなく、認知行動療法（CBT）である。次のセクションでは、不安の生成や維持に影響を与える思考過程のいくつかの側面を簡単に概観したい。エクスポージャー療法の役割も検討してみたい。

不適切な思考

　認知の誤りは様々な形をとるが、不安を変えるには誤った思考を変えなければならないという考えは、少なくともBeck（1979）にまで遡る。不適応な信念（maladaptive beliefs）と、偏った情報処理（biased information processing）を含む認知の誤りは、Abramowitzら（2011）によってまとめられている。

◇不適応な信念

　多くの場合、不安は不合理な恐怖であるために、不安に苦しむ人は不合理な考え、すなわち**不適応な信念**を経験しているのではないか、と疑うのは当然であろう。そのような信念のために、不安な状況からの回避が促進されたり、逃避行動を許すことになり、不安を悪化させ、不安な状況に自らを曝露することへの抵抗が構築されてしまう。悪いことが起きる可能性を過大評価することを含めた思考過程の誤りは、不適応な信念に含まれる。車を運転する時はいつでも事故が起きる可能性がある、という意味ではメラニーは正しい。しかし、彼女が運転することを完全にやめたのは、現実的な心配の過大評価と、その確率に関する歪んだ考えの反映である。似たような歪みに、悪いことが起きるのではないかという結果に関する誇張された考えがある。例えば、嘔吐を恐れる人は、実際に**嘔吐したら**、それが正常でおおむね健康的なものであったとしても、悪いことであると過大評価するだろう。嘔吐を止めることができずに、死んでしまうかもしれないと恐れる人すらいるかもしれない。嘔吐は心地よい経験からはほど遠いものであるが、恐れるに値するほど悪いものではない。悪いことが起きる確率の過大評価や、結果に関する誇張された考えを抱くことは、現実には合わない信念であり、不健康

な方法で不安を維持する働きを担う信念である。

　Abramowitzら（2011）がまとめた別の不適応な信念には、客観的に起きる確率が非常に低くても、将来の不確実性への耐性が低い、というものがある。そのような信念を持った人は、恐ろしい災害が起きるかもしれないという、わずかな可能性さえ受け入れたがらない。この種の不合理によって、人は、ありふれたうずきや痛みを、がんや恐ろしい病気のサインであると、ありそうにもないことを考えてしまう。ありふれたものであると受け入れるのに、苦闘することになる。自分の対処能力を極端に過小評価して苦しむ人もおり、恐れている出来事を実現させてしまう。例えば、嘔吐を恐れる人は、もし嘔吐し始めたら自分では対処できないと恐れるために、嘔吐してしまうようである。最後に、不安の強い人の中には、実際に不安症状そのものを恐れる人がいる。**不安感受性**（anxiety sensitivity）（Taylor, 1999）と呼ばれる現象である。この現象はパニック症によく見られる。人は不安になると、その不安な感覚に反応して不安が増幅し（例えば、不安になって心臓発作を怖がる、公共の場で不安になって赤面を怖がる）、その結果、症状が強くなっていくという、ある種のフィードバック・ループを示す。不安症状はそれ自体が脅威的だと見なされているが、それは多くの場合、理解不足であったり、誤って理解されたりしているためである。身体症状は、その背後にある認知の修正とともに、内部感覚エクスポージャー（interoceptive exposure）で対処可能である。反応妨害も、単なる場所や状況だけでなく、気分を避けているような状況に適用できる。時にはある種の認知でさえも、反応妨害を必要とする回避行動になる。

◇偏った情報処理

　認知とは、私たちが頭の中で自分自身に発する言語だけでなく、情報を処理する方法を含んだ、意識の外側にある心理過程でもある。不安になりがちな人は、Abramowitzら（2011）の言う**偏った情報処理**を行っている。彼らは2つの基本形を示している。選択的注意（selective attention）と選択的記憶（selective memory）である。

　選択的注意とは、不安の高い人は、心配と関連した刺激により多くの注意を払うことである。病気になることを怖がる人は、ささいなうずきや痛みにより注意を向けるし、嵐を怖がる人は、だんだん暗くなる雲ばかりを注視する。このような危険の前兆と思われている物に注意を向けることは、明らかに不便であるが、

そのような傾向によって世界はより危険な場所であるように見えやすくなる。

選択的記憶とは、恐怖と関連する歪んだ思考と一致したことを記憶する傾向のことである。例えば、メラニーは過去に目撃した事故や、自動車事故のニュース速報を想起する傾向があるかもしれない。より嫌悪的な情景の想起によって、恐怖は確認され、高まっていく。

不安の認知モデル

Clark & Beck（2010）は、何年にもわたって不安に関する認知研究を行い、不安を引き起こす認知モデルを提唱した。モデルの中心をなすのは**脆弱性**（vulnerability）、すなわち個人の内側や外側に存在して、コントロールを失う、あるいは十分な安全感が得られなくなる危険にさらされている感覚である。前述したように、人はたやすく危険を感じ、自分では対処できないと感じるため、認知の歪みはこの傾向を増悪させる。こうして、人は脆弱だと感じ、不安になってしまう。

彼らのモデルには、8つの中心的信条がある。**脅威の過大評価**（exaggerated threat appraisal）とは、ネガティブな影響を持つことに強い選択的注意を向けるために、個人的な脅威のほんのわずかな兆候にも敏感になることを意味する。不安な人は、自分自身を対処する力量が欠けていると見なす傾向もあり、**無力感の高揚**（heightened helplessness）に陥ってしまう。さらに、不安傾向にある人は、Clark & Beck（2010）が**安全情報の抑制処理**（inhibitory processing of safety information）と呼ぶような、環境の中の安全性を示す情報を見逃すか、誤って解釈するようである。反応妨害が必要な場合にも、これが関与するようである。

不安の過程そのものは、論理性や現実評価のような建設的な思考を奪い、**内省的思考の障害**（impaired reflective thinking）に陥らせることになる。不安の原因となる認知過程は、問題をはらんでいるだけでなく、事実上、自動的で反射的なものなので、コントロールできないように見える。Clark & Beck（2010）は、単に認知過程をコントロールするだけでは不十分であるということを考慮し、以下のようなETの重要性を主張している。すなわち、不安はその根底にある**自動的で戦略的な過程**（automatic and strategic processes）が混じり合っているために、コントロール不

能なように見える。認知過程は自動的であるために、脅威に基づいた認知をより活性化する。しかし、エクスポージャーによって恐ろしい物や状況に対する高い脅威価に反証する証拠を集めることができる。自動思考によって、自動的な逃避行動が生じやすいが、反応妨害はこの反射的な過程を妨害してくれる。

次に、このモデルでは、不安の兆候と症状によって、自己に焦点づけられた注意のために不安が増すという、**自己増殖**（self-perpetuating）過程を考えている。ETとは異なり、Clark & Beck (2010) のモデルは、不安における**認知の優位性**（cognitive primacy）を提唱している。彼らは一次的な脅威の評価と、脆弱性の知覚という二次的な脅威の評価が、本質的に認知的であると考えている。最後に、不安感受性についての永続的な中核信念（core beliefs）によって、不安への**認知的脆弱性**（cognitive vulnerability to anxiety）が強まり、維持される。したがって、Clark & Beckのモデルでは、不安の認知を反証する際のETとRPの重要性を認めてはいるが、不安とその治療の理解においては、やはり認知的である。

CBTは不安症の治療の選択肢である、ということは理解できるが（Barlow, 2002；Forsyth, Fusé, & Acheson, 2008）、実際どのように機能しているのかは、まだ明確ではない。この問題を詳しく調べることは、CBTのプロセスの解明に役立つに違いないし、DBTやACTといった第三世代のアプローチにも注意を向けさせるに違いない。

エクスポージャー療法はどのように機能するのか

ETは効果があるという実証的な根拠を再検討する前に、どのように——どのようなメカニズムで——ETが機能するのかを検討したい。ETの有効性を示す研究はたくさんあるが、本当にET**はどのように**機能するのかということを巡る謎は、依然として残っている（治療効果を示す典型的な研究はない）。Tryon (2005) は、独創性に富んだ論文の中で、ETの潜在的なメカニズムに関する信頼性の高い文献レビューを行っている。彼の論文を参考に、ETの開発に関する先行研究に基づいて、どの理論的根拠が支持でき、どれが支持できないかを検証しながら、有力な説明とその裏づけ（もしくはその欠如）について概観したい。

逆制止と拮抗条件づけ

　リラックスした身体状態は、不安とは相容れないために不安を抑制する、という理論を持つWolpe（1958, 1961, 1990）の系統的脱感作療法に関する考察の中で、逆制止の概念を紹介した。Tryon（2005）が引用した研究には、脱感作中のリラクセーションの使用を支持する研究もあるが（Davison, 1968；Kass & Gilner, 1974）、リラクセーションは必要ないという研究もある（Miller & Nawas, 1970；Nawas, Welsch, & Fishman, 1970）。Tryonは根拠資料をもとに、深い筋弛緩は、逆制止を促進するものとしては支持されないと結論づけた。すなわち、不安と相容れないリラクセーション状態は、必ずしも不安を低減させるわけではないということである。

　Wolpe（1958）はさらに、系統的脱感作療法の長期的な効果を説明するために、**拮抗条件づけ**（counterconditioning）の概念を用いた。古い反応を新しい反応に置き換える、という考え方を基本にしているが、本質的には逆制止と行動論的に同義である（Davison, 1968）。Marks（1975）のレビューでは、系統的脱感作療法と段階的エクスポージャーに違いは認められないと述べている。フラッディングとインプローシブ療法の効果に関しても、リラクセーションの要素が必要であるという証拠はない。Tryonは、エクスポージャーの効果の説明として、拮抗条件づけを支持する実証的エビデンスはないと結論づけている。

馴化、消去、そして二要因論

　馴化（habituation）とは、刺激が繰り返されることによって反応が弱まることである。したがって、繰り返されるエクスポージャーは、不安な人を不安刺激に馴化していると言えるだろう。Tryon（2005）のレビューによれば、ETや系統的脱感作療法にはそのような効果がいくらかあるものの、馴化は、どちらかといえば一時的で元に戻りやすいので、反応強度の長期的な変化は説明できないという。馴化だけでこれらの治療法の効果を説明することはできない。**消去**（extinction）とは、正の強化（positive reinforcement）事態であっても負の強化（negative reinforcement）事態であっても、強化がなくなることによって反応が減少することである。

　Rosqvist（2005）は、負の強化は正の強化より強力なので、二要因論の第2の要

因になると論じている。**正の強化事態**では、ある行動を行うことで肯定的な結果を受けるが、**負の強化事態**では、ある行動を行うことに随伴して不快な刺激が除去される。例えば、母親が食料雑貨店のレジの前でかんしゃくを起こしている子どもに、譲歩してキャンデーを与えれば、その母親は負の強化を受ける。降参することで、恥ずかしくてイライラした状況が解消される。Rosqvistは、回避行動や逃避行動は、不安の覚醒状態が減少することで負の強化を受けるために、負の強化のような過程は不安を維持する役割を担っていると主張している。彼女は回避や逃避をしないことで、ETが不安を消滅させる手段になると論じている。不安の要求に屈しないことを繰り返せば、不快な状況は消えていき、二要因論の第2の要因は取り除かれていくという。しかしTryon（2005）は、不安消失の因果関係が明確ではないので、Rosqvistの見解も十分な説明にはならないと述べている。レスポンデント条件づけ（二要因論の第1の要因）が、恐怖の学習に常に存在するわけではないというエビデンスによって、不安の原因メカニズムとしての二要因論はさらに危うくなっている。

認知の変容

　Tryon（2005）は、ETの効果を説明できるかもしれない認知的要素に関するデータも調べている。なぜなら、人はエクスポージャー中は目を開けて活動しているため、認知が働いているはずだと考えたからである。すでに述べたように、不安になりやすい人は、実際の出来事に直面した時よりも悪いことが起きるかもしれないと**予想する**（expect）傾向がある。恐怖に直面すれば、新しいデータが与えられ、予想の内容は変化する。言い換えると、認知が変容する。これはある程度起こりうることであるが、Tryonの文献レビューには、なぜそうなるのかという十分な理論的説明はない。

　ETによるポジティブな変化を説明できるかもしれない他の認知要素には、**自己効力感**（self-efficacy）の上昇と、**認知再構成**（cognitive restructuring）がある。長く回避していたことに意図的に直面することで、困難に上手に向き合うことができることを学習し、自己効力感が上昇する。認知再構成は、Beckのモデル（Clark & Beck, 2010）においても、Ellis（Ellis & Blau, 1998）の論理情動行動療法（rational emotive behavior therapy）においても、中心的要素である。セラピストはクライエントと協同して、不合理な認知を明らかにし、再構成する。例えば、恐れている対象をそれほど危険ではないと考えられるようにする。もっとも、これらの治療法は効果があるように思われるが、変化に関するメカニズムは明らかではない。

Tryonのモデル

　ETによって生じる変化は説明できるのだろうか？　Tryon（2005）は、記憶メカニズム（memory mechanisms）のモデルを提唱している。学習や記憶は、体験によって影響を受けるし、駆動される。したがって、記憶は感覚や知覚によって決まるという。

　Tryonは3層の神経ネットワークを仮定している。第1層で入力刺激を受け取り、第2層で概念を形成し、第3層で行動として表出する。体験によって、各層の流れを処理することで変化する3層間のシナプス構造が形成される。言い換えると、草原を繰り返し歩くことで小道ができるように、体験によって、3層（刺激、概念、行動）に経路が形成されるという。

　恐怖刺激へのエクスポージャーから、一連の処理は開始されるだろう。恐怖刺激へのエクスポージャーは、刺激、概念、通常の行動表出の動きを妨害するので、今現在ある神経構造に不協和が生じる。しかし3層構造は、内的状態と外部環境の間の協和を求める（そのためにエクスポージャー後しばらくの間は穏やかになる）。エクスポージャーの体験を繰り返すことで、不協和から協和に向かうパターンに作り替えられ、行動、認知、感情に影響する神経ネットワーク内の接続比重が変化し、恐怖状態が減少する。

　Tryonはこのモデルに弱点があることを認めている。しかし、エクスポージャー中に生じる神経系の変化を説明する、説得力のある基本モデルである。これから先は、根本的なメカニズムに関する議論を避け、「変化（change）」という用語を、文字通りの意味というよりは比喩的に使いたい。例えば、回避行動が不安を強化していると表現するかもしれないが、これはTryon（そして類似のモデルの提唱者ら）が、より根本的なレベルで説明しようとした実際のプロセスよりも、あいまいな描写であることを認めたい。別の言い方をすれば、エクスポージャーに

よって作り出された変化については、根本的な神経学的関連性があることを想定してはいても、より心理学的な説明に固執したい。

第三の波とエクスポージャー

　ここまで、エクスポージャー療法とはどのようなもので、どのように機能するかを説明してきた。エクスポージャー療法はCBTの一部であり、CBTは今なお不安を治療する代表的な治療法である（Barlow, 2002）。しかし、改善の余地はある。最良のCBTであれば可能であるのかもしれないが、通常、不安を「治す」ことはできないし、治療を受けた人すべてを助けることもできない。Forsythら（2007）がCBTの欠点について言及しているように、短期間で習得したことは、時間の経過とともに失われやすい。

　第1に、CBTは症状を問題であると見なす傾向があるが、不安が問題であるという視点をセラピストとクライエントが共有するのは間違いである。問題は、不安それ自体ではなく、苦しんでいる人の生活の質を悪くしていることである。多くの場合、人は「症状の背後に、生きていく上でもっと大切な生活」を抱えている（Forsythら, 2007, p.74）。第2に、Forsythらは問題を「不安」であると定義するようなアプローチよりも、プロセス中心のアプローチが必要であると主張している。すなわち、正常な不安を重大な問題に変えてしまうプロセスこそが、治療目標になるべきだと述べている。第3に、彼らは、不安症は通常考えられている以上に、それぞれが類似しており、共通性が高いと主張している。同じ、あるいは類似した治療法が、このスペクトラム障害に有効であると実証されている。さらに、回避や逃避行動は、不安症全般でよく見られる。

　第4に、彼らは不安症と気分障害にかなりの共通性があることに気づいた。この観察をもとに、Barlow, Allen, & Choate（2004）は気分障害へのモジュールアプローチ（modular approach）を主張するようになった。セラピストに適切な要素をピックアップさせながら、障害の中核となる特徴に対処させる、ある意味、複数のCBTアプローチの組み合わせである。（Chorpita, 2007には、子どもを対象にしたモジュールアプローチが例示されている。）

おそらく最も重要なことは、Forsythら（2007）が、CBTの治療はほとんどいつも、クライエントが不安症状をコントロールし抑制するようにデザインされている、と気づいたことである。もちろん不安症状のコントロールと抑制は、治療を受けに来るクライエントの典型的な期待であり、多くのセラピストにとっても同様である。これは理にかなっているかもしれないが、彼らは、より意味のある人生を送ることこそが、もっと大きな問題であると主張している（私も同意する）。不安をコントロールできる人はいるかもしれない。しかし、より高い目標を追求するために、ある程度の不安をアクセプトする、という目的意識と意義は持っていないかもしれない。後者の視点についてForsythらは、単に不安のコントロールを学ぶだけでなく、意味のある目標に向けた作業の一部として、ある程度の不安をアクセプトすることを目的とした、アクセプタンス＆コミットメント・セラピー（ACT）を含めた新世代の心理療法に言及している。

　Karekla, Forsyth, & Kelly（2004）の研究では、ACTによって増強されたCBTが用いられた時は、伝統的なCBTよりも、脱落が少ないと報告されている。特に、直接パニックを抑制するのではなく、パニックの体験を統制する、そして、単なる統制ではなく充実した人生を生きることを促進させる理論的根拠を示すことで、エクスポージャー療法の脱落率が低くなり、需要が高くなっている。同様に、弁証法的行動療法（DBT；Linehan, 1995）は、不安そのものを克服することよりも、今この瞬間（being in the preset）を強調している。DBTとACTの詳細は、第6章と第7章で検討する。

　CBTのアプローチは将来、より高い人生の目標という文脈の中で、不安を抑える戦略よりも、不安を管理する戦略として位置づけられるかもしれない。エクスポージャー療法は、第三世代の認知行動療法に基づいた治療法の文脈の中で使われれば、より良い生活の質に近づくようにクライエントが不安に耐え、そして不安を管理する助けになる。この理論的根拠は、（セラピスト自身、そしてクライエントの）ETへの抵抗を克服し、コンプライアンスを高め、充実した生活に向けてクライエントを援助する上で重要になるだろう。

エクスポージャー療法の実証的裏づけ

　これまで、ETとその治療パートナーであるRPは、効果があると述べてきた。しかし、治療法の効果を立証することは、極めて重要である。おそらく今日においては、これまで以上に重要である。すべての当事者——クライエント、セラピスト、そして第三者支払人——は、実証的に支持された治療法（empirically supported treatments：ESTs）に向かう運動を鼓舞しながら、最も効果的で効率のよい治療法を求めて、科学に期待している（この動向に関する議論は、Rosqvist, 2005を参照してほしい）。明確な実証的裏づけがあると見なされるためには、治療技法はコントロール条件（control conditions）ではなく、無作為化臨床試験（randomized clinical trials）で有意な結果を出さなくてはならないが、おびただしい量の研究によって、ETは支持されている。おそらく最も優れた簡潔なレビューは、Abramowitzら（2011）のものであろう。多くの研究では、ETは単独ではなく、幅広いアプローチ（ほとんどはCBTのバリエーション）を用いていると、彼らははっきりと述べている。実際、2つの治療グループ（ETとCBT）は重なり合っているため、うなずける。彼らの研究を簡単に紹介する。

　エクスポージャー療法は、限局性恐怖症（specific phobias）の治療法として最も一般的であり、認知的技法と併用されることも多い。恐怖症の治療にETは効果的であると文献には示されているが、認知的技法は治療効果を高めてはいない（Wolitzky-Taylor, Horowitz, Powers, & Telch, 2008）。エクスポージャー療法は、パニック症（panic disorders）、特に広場恐怖症（agoraphobia）を伴うものに効果がある。エクスポージャー療法と反応妨害は、組み合わせて曝露反応妨害法（exposure and response prevention：ERP）と呼ばれるが、強迫症（obsessive-compulsive disorder：OCD）の治療に効果的である。1960年代までOCDは心理療法では治らないと考えられていたので、心強い発見であった。反応妨害は特に重要な部分である。なぜなら強迫観念による不安を減少させる方法として、儀式行為をさせないようにすることで、OCDの強迫行為に対処するからである。心気症（hypochondriasis）は、DSM-Ⅳでは不安症のグループには分類されていないが、健康に関連する不安であり、ETを含めた広義のCBTアプローチによる研究は少ないものの、ETで治療

が可能である。

　心的外傷後ストレス障害（post-traumatic stress disorder：PTSD）は、ETを利用して幅広く研究されており、Foa（例えばFoa, Hembree, Cahill, Rauch, Riggs, Feeny, & Yadin, 2005）の持続エクスポージャー療法（PE）モデルの中心にあるので、第8章で考察する。PTSDについて言えば、目標は、最初のトラウマと関連し継続的に不安を誘発させる、恐怖喚起記憶や手がかりにクライエントを曝露することである。Abramowitzら（2011）は、エクスポージャーを含んだCBTは、PTSD症状を低減させるのにとても効果的であると結論づけた。彼らは、眼球運動による脱感作と再処理法（EMDR；Shapiro, 1995）の効果に関する研究を引用し、眼球運動があってもなくてもETは効果的であると述べている。EMDRはエクスポージャーのバリエーションである、ということを示唆しているのかもしれない。

　社交不安症（social anxiety disorder）あるいは社交恐怖（social phobia）は、認知再構成法があってもなくても、ETによく反応する。全般不安症（generalized anxiety disorder：GAD）も、特定の恐怖喚起刺激が明らかにできれば、ETで援助可能である。実際、GADの最良の治療効果は、認知と行動の両方の要素が含まれている時に得られる。Abramowitzら（2011）は、クライエントが薬物療法よりも心理療法を望んだ場合、OCD、PTSD、パニック症の治療には、エクスポージャーを基本にしたCBTを第一選択とするように、アメリカ精神医学会が推奨していると述べている。

　ETが多くの研究者の注目を集めてきたことは明白である。彼らの研究からは、あらゆる不安症の治療にはETが不可欠であると示されている。反応妨害は、大人から子どもまで、いろいろな不安関連障害に上手に適用されてきたが（Meyerが1966年に初めて使用）、ほとんどはOCD関連で利用されてきた（Franklin, Ledley, & Foa, 2008）。セラピストが反応妨害を利用する理論的根拠をクライエントに説明することで、コンプライアンスを高め、回避行動をせずに不安に直面するように足を踏み出す勇気を、クライエントに与える。次章では、エクスポージャー療法を使えるようになるために、まず反応妨害から紹介する。

第3章

エクスポージャー療法のパートナー
反応妨害

　唯一の解決策は、エクスポージャーによる不安の治療しかない、というのは自明のことである。メラニーは車の中にいる恐怖のために、運転を拒むようになり、たとえ誰か他の人が運転してくれたとしても、事実上、麻痺した状態になっていた。ある日目が覚めたら不安なく運転できるようになる「魔法の注射」はない。不安を感じながら運転し、恐れている状況に自分自身を曝露しなければならない。そうするためには、彼女は実際に運転しなければならない。車で出かけることを回避することによって、恐怖に反応し続けてはならないということである。スミス博士は、逃避や回避反応をしないようにメラニーを導く——つまり彼女と協力して反応を妨害する——までは、治療に難渋するだろう。

　反応妨害（RP）は、不安を治療する上で必ずしも必要な要素というわけではないが、エクスポージャー療法（ET）では、多くの場合、とても有用な要素である。実際、Richardら（2007）は、ほとんどのエクスポージャーの形態には、RPの要素が含まれていると述べている。エクスポージャー療法実施の詳細に目を向ける前に、まず、不安を抱えるクライエントの逃避や回避行動の機能を検討し、アセスメントへの助言を行いたい。次に、なぜ、そしていつ、RPを使用するべきかという理論的根拠を検討し、RPを行う実際的なステップを紹介したい。最後に、どのようにRPをETに統合するかを考察し、本章を締めくくりたい。

不安症における回避と逃避

　健康的な不安は、重要な目的を担っている。私たちを傷つけるかもしれない物事に、接近することをやめさせようとする目的である。この素晴らしい防衛機能は、乳児期からはっきりと現れている。Gibson & Walk（1960）の古典的な「視覚的断崖（visual cliff）」実験は、奥行き知覚の証明を意図していたが、実際には、生得的な高所への恐怖を評定していた。この実験でほとんどの乳児は、安全なガラス板の下に「断崖」を知覚すると、たとえガラス板の向こう側から母親が手招きをしても、ガラス板の上に這い出ないことを選択した。私たちは、警戒保護システム（vigilant protection system）を備えて生まれてきている。

　しかし、不安症はまさにその障害である。保護システムの障害によって、怖がる必要がない時に私たちを怖がらせる。そして、正当な恐怖と同様に、本能的な衝動によって、不快な不安感を引き起こす状況を、回避あるいは逃避するようになる。危険が事実であるか否かにかかわらず、知覚された危険を回避することで、決して傷つかないように機能することも明らかである。行動をコントロールしているという感覚は、その行動をさらに強め（Mineka, 1979）、放棄することをよりいっそう難しくする。そして、自分の安全を、危険はなかったという事実ではなく回避行動に帰属させる。

　回避と逃避は負の強化事態にあり、第2章で論じたMowrer（1953, 1960）の二要因論の2つ目の部分と合致する。二要因論では、すべての不安症を説明するには不十分であると述べてきたし、最近は認知的要素も要因の一つであると推測されている。しかし、負の強化は今でも多くの不安に重要な役割を果たしている（Barlow, 2002）。恐怖に関するほとんどすべての主要な理論は、回避行動や逃避行動が恐怖反応の本質的な部分であるという考えでまとまっている（Barlow, 2002）。回避と逃避の2つは、恐怖対象や状況に曝露しないように一緒になって機能している。回避とは、避けることによって不安な感情を完全にかわすことであり、逃避とは、目の前の危険や危険と関連した感情から逃げることである。回避と逃避によって、現実には恐れることは何もないということを学ぶ機会を失い、結果的に不安が持続することになる。

恐れる状況に人を曝露するには、恐怖そのものに打ち勝つだけでなく、回避によって約束された即時的な安堵感に抵抗することが求められる。反応妨害は、Meyer（1966）の独創性に富んだ研究の中で、初めてETとともに適用された。RPは、あらゆる回避反応や逃避反応の、意図的な制限に関わっている。言い換えると、RPは、不安な人が不安感から逃げたり避けたりする反応を妨害することである。不安から逃げなければ、不安に直面せざるを得なくなり、エクスポージャーが生じる。その時に初めて、本当に恐れることは何もないということを、人は経験的に学ぶ。

逃避の行く手

　回避行動も逃避行動も、不安な思考や気分の後に生じてくる脅威と思われているものから個人の「安全」を守るように働くために、**安全確保行動**（safety behaviors）と呼ばれている。安全確保行動には、知覚された危険を避けるように機能する**内的活動**（internal action）と**外的活動**（external action）とがある。内的活動とは、恐怖とは関係のないどこか他の場所にいることを想像したり、何か他のことを考えたりするようなことである。外的活動とは、メラニーが車を運転することを拒否するようなことである。このような行動は、様々な不安症に共通して認められるが、回避される思考、状況、経験には、微妙な差違がある。一般的には、不安からの逃避の行く手は3つある。学習性の恐怖、強迫行為、内部感覚条件づけ、である。

学習性の恐怖

　多くの恐怖症には、レスポンデント条件づけの基本的側面があることを第2章で述べた。つまり、危険をはらむ対象や状況との恐ろしいもめ事があると、将来、同じ、あるいは類似した対象や状況で怖くなることが分かっている。犬に噛まれた子どもはそれ以降、犬を見たり、犬の鳴き声を聞いただけで、恐怖反応を示すようになるだろう。将来、犬を回避するようになるだろう。多くの恐怖（ほとんどの恐怖症）は、それらが学習された特定の起源――犬に噛まれる――にまで遡

ることができる。このような限局性の恐怖は、治療しやすく、場合によっては1回の集中治療でもうまくいく（Öst, 1989）。一つには、恐怖が限局的であり、回避行動や逃避行動が限定されているためである。いずれにしても、もし恐怖の対象や状況を回避し続ければ、恐怖を克服することはできない。犬を怖がる人は、たとえ犬が吠えたり、走り寄ってきても、頑張って散歩しなければならない。

強迫行為

　強迫症（OCD）は、多くの不安症とは異なって機能する。思考は、特定の恐怖から離れられなくなり、不安を解決しようと闘えば闘うほど、クライエントは疲弊していく。多くの場合、その解決は強迫行為（compulsion）によってもたらされる。極めて一時的ではあるが、強迫観念（obsession）からくる緊張の緩和に役立つ行動である。これらのパターンの中で最もよく知られているのは、病原菌強迫である。クライエントは病原菌が至るところに遍在して、危険であると思い悩み、恐ろしい病原菌を洗い落とそうと手洗いをする。この手洗いによって、即時的な安堵感（負の強化のパターン）が生じ、その結果、1日に何百回と繰り返される連鎖が起きる。

　OCDに見られる別の強迫行為には、**魔術的行動**（magical behavior）がある。手洗いは、論理的にはいくらか病原菌を除去してくれるが（その結果、乾燥肌になって、病原菌に対してより脆弱になるかもしれないが）、そのレベルの論理性すらない強迫観念もある。例えば、愛する人を誤って傷つけてしまうのではないかと恐れても、その観念を避けることのできるような、単純な行動は存在しない。しかし、OCDのクライエントは、どういうわけか純粋に「魔術的」な解決策を生み出すようである。何時間も電気のスイッチをつけたり消したりして、大惨事を防ごうとする。第三者にとって、そして、落ち着いている時のOCDのクライエント自身にとっても、それが非論理的であることは分かっている。しかし、電気のスイッチを入れることで、不安な気分が減少するのであれば——仮に一瞬であっても——その行動は価値があるように見えてしまう。OCDのエクスポージャー療法では、RPは、クライエントが不安な思考や感情に曝露している間に、スイッチを入れること——魔術的な解決策——を止めるのに役に立つ。

強迫行為はまた、行動のみではなく、心の中で行うこともできる（American Psychiatric Association, 2000）。例えば、心の中で4まで数える、声に出さずに祈る、心の中で単語やフレーズを繰り返すなどがある。心の中の強迫行為は便利であり、人の監視に左右されないため、治療するのが最も難しい。こうした強迫行為を止めようと、クライエントは自分一人で努力している。

　最後に、強迫行為の中には、特定の強迫観念を減少させるためではなく「ちょうどよい」気分にする働きをするものがある。このような強迫行為は、強迫観念とチック（tics）の境界にあるが（Radomsky, Bohne, & O'Connor, 2007）、不安や興奮を減少させる働きもしている。クライエントは、自分の周りにあるものを整理整頓し、バランスをとらずにはいられないように感じるようである。これが意味することは、不安感や心配の水準が高まると、イライラし、秩序による安心感を求めるように促されるということである。反応妨害は、クライエントを不安感に曝露することができるように、「ちょうどよく」する行動を妨害することに焦点を当てる。

内部感覚条件づけ

　内部感覚条件づけ（interoceptive conditioning）とは、個人内で生じる不安の身体感覚と関連した学習のことを指している。これらの感覚は、いろいろな不安関連障害で現れるが、とりわけパニック症では非常に重要である。DSM-Ⅳ-TR（American Psychiatric Association, 2000）では、これらの感覚をパニック発作の症状として記載している。動悸（または心悸亢進、心拍数の増加）、発汗、身震い、息切れ感または息苦しさ、窒息感、胸痛または胸部の不快感、嘔気または腹部の不快感、めまい感（または頭が軽くなる感じ、気が遠くなる感じ）、異常感覚（感覚麻痺またはうずき感）、冷感または熱感、である。

　多くの場合、これらの内部感覚は、単に闘争－逃走反応の一部として、恐怖に随伴しているだけである。中には、この感覚自体がさらに怖くなるために、回避するようになる。Barlow（2002）は、パニック症には、恐怖反応の原因となる明らかなきっかけがなく、これらの症状に反応しているような人がいると述べている。もし症状が正しく理解されなければ（仮に理解されたとしても）、その感覚を心

臓発作のような重大な病気のシグナルであると怖がって、危険なフィードバック・ループができ、パニック発作になってしまう。広場恐怖症は、公衆の場または安全ではない場所で、パニック発作が生じるのではないかという恐怖によって生じる、広場からの回避である。内部感覚に曝露するためには、内部感覚シグナルが喚起される状況を回避したり、離れる反応を妨害しなければならない。第4章で内部感覚エクスポージャーを再検討するが、とりあえず、RPはパニック症のエクスポージャー療法に必要な併用技法であると述べておきたい。

　回避行動や逃避行動のすべての場合、負の強化と、恐れている出来事を本当に防ぐことができたという帰属の誤り（misattribution）によって、そうした行動を再び行う傾向を強めてしまう。そのように行動することで、不安な人は、危険と出来事との関係を反証する機会が奪われる。メラニーは不安感を、運転することによって軽減させずに、運転の危険性に帰属させる傾向を強め、そして、運転は安全であると実際に分かるようになるだけの十分な運転の経験を避けていた。こうした行動は、不安を悪化させ、エクスポージャーの障害となる。だからこそ、反応妨害が役に立つ。

反応妨害を考慮するタイミング

　ほとんどではないにしても、多くの不安には、何らかの回避行動や逃避行動が含まれており、処理されないままに放置すれば、正式なエクスポージャーの訓練効果を弱めるだろう（Wells, Clark, Salkovskis, Ludgate, Hackmann, & Gelder, 1995）。したがって、回避反応があるかどうかを検討することは、重要なアセスメントの一部である。儀式妨害もしくは反応妨害は、OCDの患者に最も一般的に使用されている（Franklin, Abramowitz, Kozak, Levitt, & Foa, 2000）。反応妨害は、実際、ETの効果を高め、ET単独と比較すると約2倍の効果がある（Foa, Steketee, Grayson, Turner, & Latimer, 1984）。上手に実施すれば、曝露反応妨害法（ERP）は、セロトニン再取り込み阻害薬によるOCDの治療よりも優れている（Simpson & Liebowitz, 2006）。Franklinら（2008）は、子どもから高齢者まですべての年齢の患者、そして一般外来診療から統制された臨床試験まで、エクスポージャーと反応妨害の有効性が示

されている研究を要約している。彼らは、心気症（hypochondriasis）、身体醜形障害（body dysmorphic disorder）、摂食障害（eating disorders）、物質乱用障害（substance abuse disorders）、トゥレット症（Tourette syndrome）にも有効であると述べている。パーソナリティ障害患者に対しては、除外されることを意味するわけではないと述べつつも、予後が不良なために、RPは禁忌であるかもしれないという文献を紹介している。重篤なレベルのうつ病であれば、RPの効果は低いが、併存症を伴うからといってRPの効果が著しく妨げられることはない。一般論として、Clark & Beck（2010, p.251）は「反応妨害は、あらゆる不安症に対する重要な治療の要素となりうる」と結論づけている。したがって、ETを利用する際は常にRPを考慮すべきであり、以下のガイドラインに基づいて、RPを含めるか除くかを慎重に判断すべきであると主張したい。

1. もし併存症を伴うならば、不安症はプライマリーなものか？（プライマリーではないならば、より切迫した障害のほうに焦点を当てる必要がある。）
2. 診断はOCDか？（OCDであれば、ERPが究極の標準的な治療であり、ETとRPそれぞれの要素は互いの効果を高める。）
3. クライエントが積極的に回避あるいは逃避し、ETの標的となる不安のトリガー（triggers）は存在するか？　不安のトリガーは、外的状況（環境や人）、あるいは内的状況（思考、感情、もしくは他の感覚）かもしれない。
4. 回避行動や逃避行動の力が強いために、クライエントが標的となる恐怖に自分自身を曝露することが難しいように見えるか？

もし1つ目の質問への答えが「いいえ」であり、他の3つのいずれかが「はい」であれば、RPはETの一部として考慮すべきである。

回避行動と逃避行動の同定

クライエントによって行動の内容が異なっているように、安全確保行動についての自覚はかなり異なっているようである。「正しく恐怖を標的にしたエクス

ポージャーのためには、複雑で様々な恐怖の手がかりや文脈を理解する必要がある」(Powers, Smits, Leyro, & Otto, 2007, p.112)。加えて、セラピストは反応妨害、そして／もしくはエクスポージャーを始める前に、不安と関連した手がかりや文脈を理解するための、十分な時間を確保することが不可欠である。このようなアセスメントの過程を賄う、3つのステップがある。安全確保行動の特性や機能についてクライエントに教育する、安全確保行動の詳細なリストを作成する、安全確保行動のトリガーを同定する、である。

クライエントの教育

不安を喚起するものすべてを回避しようとすることこそが、過度の不安の特徴であることを、クライエントに説明することから始めるとよい。次のようなことを述べてもよい。

> 通常、不安は私たちを危険から遠ざける役に立っています。もし毒ヘビを見たら、あなたは反射的に後ずさりするでしょう。もし森の中の特定の場所にヘビがいることを知っていたら、あなたはそこへ行くことを回避するかもしれません。噛まれたくないのははっきりしていますから、これは良いことです。しかし、問題のある不安は、実際には危険ではない状況や物から、人を遠ざけたり、回避させたりします。例えば、エレベーターは安全であり、たいていの人はほとんどあるいはまったく問題なく乗ることができます。エレベーターを回避する必要はありません。しかし、問題のある不安を抱えた人は、エレベーターの中、あるいはその近くにいる感覚を避けるために、階段を使うか、1階にオフィスのある治療者を探すかもしれません。それでは(あなたの恐怖について)考えてみましょう。怖いものに近づく時に、そこから逃げるために、どのようなことをしますか？ 回避するために、どのようなことをしますか？ それらが、本当は、あなたの恐怖を持続させ、苦しめている安全確保行動です。私たちの目標は、恐れているものは本当は危険ではないと、あなたの心や感情で分かるように、そのような行動を行わないように支援することです。

このような説明で、クライエントにRPのターゲットになる行動の型を紹介できるが、もっと詳細な説明が必要になるかもしれない。安全確保行動とは、不安な考えや状況に直面せずに回避することで、恐怖を避けたり不安を弱める精神的あるいは身体的活動である、ということを明確に伝えることが重要である。安全確保行動（回避と逃避）と、安全信号（safety signals）という2つの主要なカテゴリーをクライエントが理解できるように指導しなければならない。**回避行動**は、知覚された脅威を避けようとする（それゆえに「安全」な）精神的あるいは身体的活動である。クライエントに様々な例を示すことが役に立つだろう。身体的回避行動を含めてもよい。

・吐きそうな気がする、あるいは吐くに違いないと思う食べ物を食べない。
・公共の場が恐くて、ショッピングモールを避ける。
・人ごみの中にいるのが恐くて、映画館、礼拝、あるいはコンサートを避ける。
・病気に感染するのが恐くて、入院している友人の見舞いに行かない。
・就職面接が恐くて、嫌な職に就き続ける。
・厄介な思考を避けるために、長時間テレビゲームを続ける。
・何かを心配することを避けるために、わざと無関係なことを考える。
・事故を起こすことを恐れて、車を運転しない。

　回避行動の一つや二つは、不安を抱えた人にはよくあると言っても過言ではない。そういう考えを理解していると保証するために、回避行動のいくつかの例を話してもらうように、クライエントに頼んでもよい。基本的には、回避行動は不安の体験を妨げている。

　逃避行動とは、いったん喚起された不安を減少させたり、取り除いたりすることを目的とした、精神的あるいは身体的活動である。強迫行為はこのカテゴリーに分類される。強迫観念や漠然とした興奮と結びついた、不安を減少させる働きをしているからである。もしクライエントに強迫観念があるなら、強迫観念によって引き起こされた不安を減少させようと行っていることを探るとよい。もし明確な強迫観念がないなら、物の整理から会話の流れまで、興奮を減少させようと行っていることを探るとよい。場合によっては、物質使用が不安な思考や気分

からの逃避として働いていることもある。

　逃避行動の別の形態として、**再保証を求める行動**がある。これは、特にOCDや全般不安症（GAD）に見られ、その行動は、大丈夫だという確認を求めるために質問をするという形態をとる。例えば、健康について心配している女性は、自分の呼吸音が正常かどうかを友人に尋ねるかもしれないし、罪を犯したのではないかと心配している男性は、自分が罪を犯していないという確認を宗教指導者に求めるかもしれない。このような場合、心配しなくてもよいと他の人が保証すると、負の強化となる。他の強迫行為と同様、束の間の安堵の後に、心配を永続させる働きをするだけである。同じようなパターンは、自分の症状が命に関わるものではないということを確認するために、症状に関する情報をインターネットで検索することで、再保証を求める人にも認められる。

　最後に、逃避行動は、危険であると知覚された状況や物から逃げることでもある。繰り返して言うが、不安は追いかけてくる。しかし、不安な人はその不安をアクセプトしその状況に向かっていくのではなく、後ずさりし、逃避するようである。例えばメラニーは、車に近づき、キーを手にすると、不安を感じ始めるだろう。彼女は自分の経験と、経験に対する解釈から、運転は危険だと判断することを学習しているので、身体の危険信号を減少させるようにすることは簡単である。今向かおうとしている約束をキャンセルし、引き返せばよい。安堵感はすぐに生じるし、嗜癖的になる。解釈は確認され、安堵感と逃避の結びつきは強まるため、次はもっと難しくなる。逃避行動は微妙で捉えにくい。なぜなら、時には気づかないままに、知覚された危険から逃げるからである。例えば社交不安症の人は、通りすがりの人を避けるために、下を向いたり、道の反対側に渡ってしまうようである。

　安全確保行動の最後のカテゴリーは、**安全信号**である（Abramowitzら, 2011）。それは行為ではない。実際に危険を減少させるために何もしないが、存在するだけで不安を減少させる環境の中の手がかりである。場所（例えば家）、人（友人から離れない、短縮ダイヤルで連絡がとれる医師がいる）、物（不安のために頓服薬、エチケット袋を持ち歩く）などがある。こうした手がかりによって、恐ろしい結果から——もちろん必要以上に恐れているのであるが——守られていると間違って解釈される。他の安全確保行動と同じように、安全信号は、意図せずに不安や心配を持続

させる働きをする一方で、一時的な安堵感をもたらす。したがって、病的不安に対するエクスポージャーを促進するためには、これらの「反応」を妨害する必要がある。もしそのような反応が残ったままであれば、ETの効果は弱まるだろう。例えば、パニック症の人が頓服薬を持ち歩いていれば、パニックの内部感覚症状に自分自身を完全には曝露しないだろう。不安に打ち勝つために、安全信号は手放す必要がある。

クライエントとの面接の初期には、安全信号の可能性についての質問を含めるべきである。友人とショッピングモールに行くだけのために、手の消毒液を持ち歩いたり、財布に胃薬を入れているかもしれない。メラニーは、他の人が運転していれば、その人が安全信号になり、ある程度は車内にいることができていた。

安全確保行動の詳細なリストの作成

ETの効果を最大にするためには、適切な反応妨害戦略が重要である。安全確保行動がどのようなもので、不安を維持するためにどのように機能するのか、という基本原則を学習すれば、クライエントは、自分自身の生活と、どのようにこれらが関与していくのかを、より詳細に検討することができる。

逃避行動の説明をしながらクライエントを指導していけば、いくつかの逃避行動の例が、クライエントに思い浮かんでくるだろう。クライエントの生活や習慣に関する丁寧な探索的質問によって、より多くの逃避行動が明るみに出るだろう。前述したクライエントを教育する部分は、自分自身を不安から「安全にする」多くの方法を、クライエントがじっくりと考え、詳細に説明できるようになる、良いフレームワークを提供する。

不安を抱えるクライエントが、この新しい知識を身につけて、自分の人生に不安がどのように機能しているかを自覚し、安全確保行動を意識するようになることを願う。安全確保行動記録（記録用紙3.1）を本章の終わりに載せた。この記録用紙を用いて、クライエントが安全確保行動を観察しモニタリングするホームワークエクササイズができる。理想的には、普段の生活の中で直面するすべての状況をカバーするために、クライエントはこの記録用紙を1週間使用すべきである。しかし、このスケジュールは難航を極めるかもしれないので、2〜3日しっかり

記録するだけでも有効かもしれない。目標は、クライエントが安全確保行動に詳細な注意を向けるようになることである。2～3日の十分な観察でも、1週間の不十分な観察よりは優れている。

記録用紙の使い方をクライエントが理解できるように、教育的な実演として、記録用紙の一部をセラピストが記入してもよい。教示はシンプルである。「あなたが逃避行動に気がついた時に記録してください（逃避行動は多くの場合は自動的なので、パートナーや友人に手伝ってもらっても構いません）。記録したら、次のセッションの時に記録用紙を持ってきてください」。ホームワークを行ってきたら、その情報をクライエントと一緒に見直し、安全確保行動が本当に役に立つかどうか評価するのを助け、本当は役に立たずに不安を持続させているということを、分かるように支援する。この極めて重要な洞察は、クライエントが実際のRPによる介入の準備をするために必要である。ETの計画を立てるために重要になる、トリガーとなる出来事や状況を同定する上でも役に立つ。

トリガーの同定

トリガーとは、心配や不安に火をつけるような出来事、状況、人、あるいは思考である。メラニーにとっては、車に近づくだけで、不安のトリガーとなりうる。しかし、次第に車の中にいることを考えるだけでも、トリガーになるだろう。テレビコマーシャルで道路を走っている車を見ても、わずかに不安を感じ始めるかもしれない。もし、本当の危険を知らせるものであれば、この不安の警報は健康的なものである。例えば、私がサンガブリエル山脈に住んでいた頃、ガラガラヘビはその地域ではよく見られたため、ガラガラヘビのように聞こえるものであれば何にでも反応するようになった。しかし、危険ではないものに反応するのであれば問題である。何が不安のトリガーになっているかが分かれば、クライエントは、不安を回避したり逃避したりするために何を行っているのかを、よりいっそう学ぶことができる。いつ、どこで、治療的なエクスポージャーを行うのが最も効果的であるかを、もっとよく理解できる。

本章の終わりに載せているトリガー追跡記録（記録用紙3.2）は、安全確保行動記録（記録用紙3.1）の後で使用する簡単な記録用紙である。クライエントから記録用

紙が戻ってきたら、その週に気づいた状況を話し合い、それらが何であるのかを説明した後に、トリガーを同定する手伝いをする。トリガーは3つの主要な形態をとるだろう（Abramowitzら，2011）。内的トリガー（internal triggers）、外的トリガー（external triggers）、そして思考トリガー（thought triggers）である。**内的トリガー**とは、前述した内部感覚である。階段を数段登った後のわずかな息切れは、心臓発作ではないかという不安のトリガーとなるだろう。あるいは胃の感覚も、嘔吐恐怖のトリガーとなり、不安やパニックのエピソードが始まるだろう。**外的トリガー**とは、一般的には見つけるのが容易である。それらは、環境の中にあるあらゆる物事や状況で、不安の手がかりとなる。私には草むらの中から聞こえるガラガラ音は、的確な不安の手がかりとなった。メラニーは、テレビの自動車のコマーシャルを見て不安になっていた。**思考トリガー**とは、心に浮かんでくる心配（おなじみの「ああだったらどうしよう、こうだったらどうしよう」で示される）、強迫観念、あるいは、恐れている状況や物への単なる考えである。記憶もまた、不安のトリガーとなりうる。例えば、メラニーは若い頃に接触事故に遭ったことを思い出して不安になっているのかもしれない。自分自身や自分にとって重要な物事に対する疑念、心の中に不意に現れて気を動揺させるイメージ、あるいは、すべきではないことをしてしまう衝動は、たいていOCDに見られるトリガーである。

　繰り返しになるが、クライエントが自分自身の状況を検討する助けになるように、これらのカテゴリーの説明をすべきである。そして、トリガー追跡記録（記録用紙3.2）を用いて1週間のトリガーをモニタリングさせる。クライエントがトリガーを知れば、どこでエクスポージャー療法が必要になるかを、セラピストが計画する役に立つし、逃避行動に立ち向かうために、いつ、どこで、反応妨害を実行する必要があるかを、クライエントに知らせることができる。

反応妨害の実施

　クライエントが特定の安全確保行動についての詳細な説明を受け、トリガーを自覚すれば、反応妨害に取り組む準備が整ったことになる。しかし、Franklinら（2008, p.448）は、OCDの場合「儀式行為を止めるように患者に伝えるだけでは、

非現実的である」と警告している。この警告は、他の不安症を治療の対象とした安全確保行動についても当てはまる。これまで見てきたように、安全確保行動は短期的には適応的であり、目的にかなっている。したがって、RPは慎重に考え、準備をした上で実施すべきである。

反応妨害とエクスポージャー療法との関係

　反応妨害はエクスポージャー療法のパートナーである、ということはすでに触れてきた。もし不安を抱える人が安全確保行動を行わないなら、恐れている状況に自分自身を曝露することになるだろう。したがって、エクスポージャー療法はある意味、RPを必要とする。なぜなら、不安を抱える人は常に、セラピストがまさに要求すること——不安に自分自身を曝露すること——をできるだけ避けるような行動を行いながら、自分の恐怖を回避または逃避することに専念する生活を送っているからである。エクスポージャー療法の実施法について紹介する第4章の前に本章を置いているのには、論理的な理由がある。それは、実際はエクスポージャーと反応妨害は一緒に実施されるが、エクスポージャーの前に、回避や逃避を止めなければならないからである。逃避行動を妨害するということは、不安な思考や感情を体験したままでいることを意味するので、セラピストはRPを実施する前に、クライエントを教育し、エクスポージャーに備えるほうがよい。反応を妨害することによって、これまでのような解決の手段なしに感情に直面するということを、クライエントが理解することが重要である。クライエントを驚かさないこと、そして、RPを理解することでエクスポージャーの文脈を設定することが重要である。

　論理的には、クライエントがいつもの逃避の機会が奪われても、不安に耐えることが可能であるとセラピストが確信できた時にのみに、RPは実施すべきである。ほとんどではないにしても、多くの場合、RPの手続きはクライエントが感情に対処する戦略を身につけてから実施するとよい（対処戦略は利用される治療モデルによって異なるだろう）。そして、RPの介入中にクライエントが現実の世界で不安に対処する体験と、若干の自信につながるエクスポージャーのエクササイズが続くことになる。

友人や家族の活用

　反応妨害（エクスポージャー療法も同様であるが）は、クライエントにとって困難な作業である。非常に強いネガティブな感覚を我慢することは、つらいことであり、難しい。言うまでもないことであるが、トリガーに気づいたら、その都度その状況を避けないように、苦闘しなければならない。禁煙の例で言えば、多くの喫煙者にとって煙草に火をつけることは、ほとんど自動的であるが、禁煙するためには火をつける前に気づかなければならないということが禁煙を難しくしている。反応妨害も、不安のままでいることに加えて、活動する前に気づかなければならないということが難題である。

　そのため、クライエントが反応を妨害するのを支援するよう、友人や家族に要請することがある。Rowa, Antony, & Swinson（2007）は、文献上は家族のサポートの必要性は支持されてはいないが、一般的には家族に理解がある時は、家族のサポートは望ましいことを確認している。Franklin & Foa（2002）は、特にクライエントが家族に価値を置く文化の出身である場合は、この結論が正しいことを文献レビューによって裏づけている。Grunes, Neziroglu, & McKay（2001）、ならびにVan Noppen, Steketee, McCorkle, & Pato（1997）の研究では、OCDへのエクスポージャーと反応妨害に家族成員が含まれる場合は、優れた結果を示すというデータが得られている。ただしClark & Beck（2010）は、ケースによっては（特に広場恐怖症は）、特定の友人あるいは家族成員が、実際は安全の手がかりである可能性があるために、RPに関わらせる前に考慮しておく必要があると指摘している。

　Rowaら（2007）は、家族成員や友人を含めるための次のようなガイドラインを示している。すなわち、OCDや不安について教育されていること、支持的ではあっても回避に手を貸さないこと、ETとRP中は不安を体験しなければならないことを自覚していること、そして、クライエントに準備ができている以上の無理強いをしないということを分かっていること、である。家族成員は、クライエントに安全確保行動への注意を喚起し、ETとRP中に励ましたり支持を与えたりすることができる。しかし、助けになる時には助けになるが、家族によっては助けにならない時もある。

部分的な反応妨害と完全な反応妨害

　RPを実施する上での別の重要な問題は、すべての反応を同時に妨害するべきか、段階的に妨害するべきかを決めることである。Rowaら（2007）の文献研究に基づいた結論と一致しているが、Abramowitzら（2011, p.116）は「最適な反応妨害の戦略は、一度にすべての安全戦略をやめる、『即座に断ち切る（cold turkey）』よう患者に指示することである」と結論づけている。セラピストは、そのような急激な変化への準備ができているかを確認するために、クライエントと相談するほうが賢明である。成功する可能性を最大限にするために、適切なアセスメントと指示が行われたかを確認する必要がある。

　もしセラピストとクライエントが、完全なRPは現実的ではないと同意したら、2つのアプローチが導入可能である。1つは、成功しそうだと思われる特定の安全確保行動や儀式をターゲットにし、それらを階層的に並べる。そして、易しいターゲットからより難しいものへと進めながら、少しずつ階層を上がっていく。

　もう1つのアプローチは、何らかの方法で儀式や安全確保行動を混乱させることである（Summerfeldt, 2008）。OCDの場合では、もし病原菌に関して不安を感じていたら、手を洗うことを先延ばしにする、もし数を数える強迫観念に捕らわれていたら、ゆっくりと数えるか違う数字を数える、などである。保証を求める人には、大丈夫かどうかを尋ねる回数を制限してもよいだろう。メラニーには、バスのスケジュールを確認しない、歩いて行ける範囲内で職を探さないように求めるかもしれない。このように変更することで、クライエントに最初の成功感をいくらか与えることができる。もっとも、新しい安全確保行動（例えば、数える数を頻繁に変える）に変化しないような慎重さも求められる。

反応妨害の理論的根拠の再検討

　安全確保行動のアセスメント中に、クライエントはRPの多くの理論的根拠を理解するようになるだろう。しかし、RPを始めるようクライエントを送り出す前に、その理論的根拠を繰り返し伝えるべきである（Clark & Beck, 2010）。必要なキーポイントをいくつか列挙する。

1. 現在の戦略は、不安の克服に成功していないということ、実際は回避条件づけのために不安を悪化させているということを再検討させる。
2. 特に、(これまでに述べてきたアセスメントによって) 安全確保行動を入念に調べ、それらが恐怖を改善させずに、具現化させていることを教える。
3. 不安な感情や思考は「誤認警報 (false alarms)」であるということを強調する。私はよく、映画を見ている時の緊張感をクライエントに思い出させながら、このことを説明している。興奮の中で神経の高ぶりを**感じる**が、別のレベルでは、映画館のスクリーンに投影された絵を見ているということが**分かっている**。恐怖とはそのようなものである。恐怖が現れリアルに感じるが、心の奥底ではそのようなものはないと分かっている。しかし、映画ならそのような感情のままでいても、映画が終われば解消するが、現実の生活で逃避行動を行えば、最後はうまくいかなくなる。
4. より強い不安が起きるのを覚悟するように、クライエントに予告する (Clark & Beck, 2010)。不安は波のように、逃げる間もなく湧き上がってくるだろう。RPを準備するにあたっては、気分が悪くはなるが、これは予測されたことであり、自然で、一時的なものであるということを、クライエントが理解していることが重要である。不安が自然に鎮まる前に不安を遮っても、安心感は得られず、かえって不安を強めるということを、クライエントに気づかせる。
5. 完璧さよりも、前進することに価値がある。安全確保行動を行うという、つまずきはあるだろう。こうしたことは起きるだろうと認識しておくことで、セラピストはクライエントが失敗したという気分になるのを防ぐことができ、失敗にもかかわらず進み続けるよう励ますことができる。

反応妨害の課題

　反応妨害は効果的であるが難しい。ETよりもコンプライアンスの問題で苦労する (Riggs & Foa, 2008)。エクスポージャーは、そばにいるセラピストによって計画され、ガイドされることすらあるが、RPは、クライエントが常に慎重で、い

かなる時も儀式や安全確保行動に抵抗する準備をしていることが求められる。そしてほとんどの場合、クライエント1人で行わなければならない。したがって、RPはETの鍵となる課題のいくつか——例えば、ドロップアウト、拒否、失敗、つまずきなど——を共有するだけではなく、実際は、ETよりも**さらに難しい**課題に直面しているのかもしれない。反応妨害は、至るところにトリガーが存在し、日々の活動要求があり、毎日の生活は予測できないということを考えると、日常生活ではより煩わしいものなのかもしれない（Riggs & Foa, 2008）。

そのために、良い治療関係、他者からのサポート、なぜ難しいことをクライエントに要求するのかというしっかりした理解が、課題に直面した時にクライエントを支えるだろう。身体的な健康のための最善のステップは、誘惑的な食べ物に耐え、疲れる上に退屈でさえある運動に励むことである。私たちは、身体的な健康のためにはそうする価値があると認めている。同じような挑戦をせずに、精神的な健康が改善することを期待すべきではない。反応妨害とエクスポージャー療法は苛酷ではあるが、ダイエットや運動のように、実施する価値は十分にある。

記録用紙3.1　安全確保行動記録

安全信号

　安全信号は、あなたが行うかもしれない、あるいは持っているかもしれない、ほんの些細なことで、危険そうなこと（実際にはすでに学んだように、あなたが感じるほどには危険ではないが）を免れる安全感を与えてくれます。例えば、強盗に遭わないように「幸運」を祈ってお守りを持ち歩くようなことです。あなたが利用している安全信号について考えてください。思いつく限り下に記録してください。これから1週間（あるいは、あなたとセラピストで決めた期間）自分自身に注意を払い、気づいたどのようなことでも構いませんので書き加えてください。現時点では、安全信号について何もする必要はありません。気づくだけの練習です。

安全信号	おそらく役に立っていること
_____	_____
_____	_____
_____	_____
_____	_____

回避行動

　回避行動は、神経過敏、不安、あるいは不快にさせている、人、場所、状況、物事、あるいは思考を避けるために、あなたが行っていることです。例えば、ショッピングモールが怖いために、インターネットで買い物をする（「行動的な回避行動」の例）、心配事を避けるためだけに長い時間テレビを見る（「メンタルな回避行動」の例）などです。あなたが行っている回避行動について考え、でき

るだけたくさんリストアップしてください。これから1週間（あるいは、あなたとセラピストで決めた期間）、その行動を行っていることに気づいた回数を記録してください。続けていくうちに、考えてもいなかったことを発見するかもしれません。その時は、それも書き加え、同様に記録してください。繰り返しますが、これらの行動を追跡記録するよう求めているだけです。変えるのはもっと後のことです。

●メンタルな回避

行っていること　回避していること（日/時）　日/時　日/時　日/時　日/時　日/時

_____　_____　　　_____　_____　_____　_____　_____

_____　_____　　　_____　_____　_____　_____　_____

_____　_____　　　_____　_____　_____　_____　_____

_____　_____　　　_____　_____　_____　_____　_____

●行動的な回避

行っていること　回避していること（日/時）　日/時　日/時　日/時　日/時　日/時

_____　_____　　　_____　_____　_____　_____　_____

_____　_____　　　_____　_____　_____　_____　_____

_____　_____　　　_____　_____　_____　_____　_____

_____　_____　　　_____　_____　_____　_____　_____

_____　_____　　　_____　_____　_____　_____　_____

_____　_____　　　_____　_____　_____　_____　_____

_____　_____　　　_____　_____　_____　_____　_____

逃避行動

　逃避行動は、不安や心配であるという気分や思考に気づいた時に、行っていることです。逃避行動の機能は、その気分や思考を引き起こしていることから、あなたを逃がすことです。例えば、ショッピングモールの2階の手すりに近寄りすぎて歩き、不安を感じ始めたら、あなたは「より安全だ」と感じ、落ちないようにするために、手すりから離れるでしょう。逃避行動には、心配している時に、安心を求めるようなことも含まれるかもしれません。あなたが行っていると気づいている逃避行動を思い出して、記録してください。1週間（あるいは、あなたとセラピストで決めた期間）経過を記録し、もし他の行動を見つけたらそれも書き加えてください。

行っていること　回避していること（日/時）　日/時　　日/時　　日/時　　日/時　　日/時

_____　_____　_____　_____　_____　_____　_____

_____　_____　_____　_____　_____　_____　_____

_____　_____　_____　_____　_____　_____　_____

_____　_____　_____　_____　_____　_____　_____

_____　_____　_____　_____　_____　_____　_____

_____　_____　_____　_____　_____　_____　_____

_____　_____　_____　_____　_____　_____　_____

強迫行動

　強迫行動、あるいは衝動強迫は、不安や不安定な気分からの一時的な安堵感を得るのに役立つ、精神的あるいは身体的な行為です。それらをするといくぶん気分が楽になりますが、不安な気分はすぐに戻ってきます。病気について心配して、過度に手を洗うことや、誰かを傷つける心配を和らげるために、ドアを何回も開け閉めすることなどです。こうした行動の中には、心配に反応しているのではなく、何かをコントロールしている感覚が得られることで（棚の上の本を「きちんとな

る」まで整理するような)、不快感を和らげるのに役立っているものもあります。あなたが行っていると気づいている強迫的な思考や行動を思い出して、記録してください。1週間(あるいは、あなたとセラピストで決めた期間)経過を記録し、もし他の行動を見つけたらそれも書き加えてください。今の時点では、これらの行動を変えようとはしないでください。

強迫行動や思考　　　　　(日/時)　日/時　日/時　日/時　日/時　日/時

_____　　____　____　____　____　____　____

_____　　____　____　____　____　____　____

_____　　____　____　____　____　____　____

_____　　____　____　____　____　____　____

_____　　____　____　____　____　____　____

_____　　____　____　____　____　____　____

_____　　____　____　____　____　____　____

記録用紙3.2　トリガー追跡記録

　トリガーとは、拳銃の弾丸を発射する引き金のように、不安を引き起こす思考、気分、状況です。トリガーは、心配、記憶、望ましくないイメージ、疑念、恐れなどの、心の中の思考かもしれません。注射を怖がっているとすれば、針を見ることのような、あなたの生活の中で不安を引き起こす状況かもしれません。時には、テレビで見ているものでさえも、不安な気分を引き起こすかもしれません。身体感覚も不安のトリガーになります。例えば、胸部を刺すようなわずかな痛みは、健康に関する不安を引き起こすトリガーになります。あなたとセラピストが、不安のトリガーについて知れば知るほど、治療はうまく進むでしょう。1週間（あるいは、あなたとセラピストで決めた期間）、複数の不安をモニターし、トリガーを調べてください。トリガーへの反応を変えようとはしないでください。それは後日扱います。

不安#1: _____

思考

a. _____

b. _____

c. _____

気分や感覚

a. _____

b. _____

c. _____

人、場所、物事、状況

a. _____
b. _____
c. _____

不安 ＃ 2：_____

思考

a. _____
b. _____
c. _____

気分や感覚

a. _____
b. _____
c. _____

人、場所、物事、状況

a. _____
b. _____
c. _____

不安＃３：＿＿＿＿＿＿＿＿＿＿＿＿＿＿＿＿＿＿＿＿＿＿＿＿＿＿＿＿＿

思考

a. ＿＿＿＿＿＿＿＿＿＿＿＿＿＿＿＿＿＿＿＿＿＿＿＿＿＿＿＿＿＿＿＿

b. ＿＿＿＿＿＿＿＿＿＿＿＿＿＿＿＿＿＿＿＿＿＿＿＿＿＿＿＿＿＿＿＿

c. ＿＿＿＿＿＿＿＿＿＿＿＿＿＿＿＿＿＿＿＿＿＿＿＿＿＿＿＿＿＿＿＿

気分や感覚

a. ＿＿＿＿＿＿＿＿＿＿＿＿＿＿＿＿＿＿＿＿＿＿＿＿＿＿＿＿＿＿＿＿

b. ＿＿＿＿＿＿＿＿＿＿＿＿＿＿＿＿＿＿＿＿＿＿＿＿＿＿＿＿＿＿＿＿

c. ＿＿＿＿＿＿＿＿＿＿＿＿＿＿＿＿＿＿＿＿＿＿＿＿＿＿＿＿＿＿＿＿

人、場所、物事、状況

a. ＿＿＿＿＿＿＿＿＿＿＿＿＿＿＿＿＿＿＿＿＿＿＿＿＿＿＿＿＿＿＿＿

b. ＿＿＿＿＿＿＿＿＿＿＿＿＿＿＿＿＿＿＿＿＿＿＿＿＿＿＿＿＿＿＿＿

c. ＿＿＿＿＿＿＿＿＿＿＿＿＿＿＿＿＿＿＿＿＿＿＿＿＿＿＿＿＿＿＿＿

不安＃４：＿＿＿＿＿＿＿＿＿＿＿＿＿＿＿＿＿＿＿＿＿＿＿＿＿＿＿＿＿

思考

a. ＿＿＿＿＿＿＿＿＿＿＿＿＿＿＿＿＿＿＿＿＿＿＿＿＿＿＿＿＿＿＿＿

b. ＿＿＿＿＿＿＿＿＿＿＿＿＿＿＿＿＿＿＿＿＿＿＿＿＿＿＿＿＿＿＿＿

c. ＿＿＿＿＿＿＿＿＿＿＿＿＿＿＿＿＿＿＿＿＿＿＿＿＿＿＿＿＿＿＿＿

気分や感覚

a. _____

b. _____

c. _____

人、場所、物事、状況

a. _____

b. _____

c. _____

第4章

エクスポージャー療法の実施

　エクスポージャー療法は、実際は治療法というよりも、技法である。一般には行動療法であると考えられており、認知行動療法（CBT）の傘下に入っている。しかし、エクスポージャー療法を単なるCBTの技法と見なす必要はない。包括的な理論的枠組みからは独立した介入法である、と考えて差し支えない。簡潔に言えば、エクスポージャー療法とは「クライエントの苦痛が、(1)治療前の水準よりも低くなり、(2)クライエントにとってアクセプトできる水準に減少するまで、恐怖刺激あるいは刺激表象に、意図的に、計画的に曝露することである」（Richardら,2007, p.4）。初歩的なレベルで言えば、ただそれだけのことである。Barlow（2002）は、多くの研究によって（系統的脱感作療法で使われる）リラクセーションという要素は必ずしも必要ではなく、エクスポージャーのみでポジティブな結果が生じることが明示され、系統的脱感作療法からエクスポージャーへと臨床実践が移っていることを明らかにしている。

　基本的なエクスポージャー療法は、単独でも効果はあるが、幅広い治療的枠組みの中で文脈化したり、様々な診断に適応させることによって、治療の全般的な効果が促進されるだろう。このようなことについては、章を改めて述べる。本章では、外来でエクスポージャー療法（ET）を用いる基本的な方法と、ETの中核的なプロセスについて概説する。

　その前に、まず禁忌に関する留意点を整理しておきたい。エクスポージャー療法は、不安を抱えるすべての人に対して適切だとは限らない。Tolin & Steketee（2007）は、クライエントにとってエクスポージャーはストレスフルすぎると考える臨床家はいるが、ETを使用すべきではないと明確に記述した文献は存在しな

いと述べている。臨床家の中には、深刻な自傷他害の恐れのあるクライエントや、解離症、精神病性障害の併存が明らかなクライエントに対してエクスポージャー療法を実施することはリスクが高すぎると考える者もいる。重度の不安を訴えるクライエントも、リスクが高すぎるかもしれない。

　エクスポージャー療法を勧める前に、臨床家は不安の背後にある広範な問題を考慮した上で、専門家としての判断をすることが推奨される。精神障害は複雑に関連し合っているので、最初のアセスメントを良いものにするためには、問題を「単なる不安」であると見る前に、広範な診断を模索すべきである。さらに、セラピストがエクスポージャー療法を勧めたとしても、クライエントがエクスポージャーに取り組む準備ができているという保証はない。ETを始める前に、クライエントの動機づけを高めるためには、明確で強力な理論的根拠が必要である。

理論的根拠

　仮に不安を抱えた人が、不安に直面して、安全確保行動を克服しようとしても、最初からセラピストのオフィスは訪ねないだろう。したがって「どのような認知的あるいは行動的治療であっても欠くことのできない要素は、なぜクライエントがこのような特殊な治療戦略に従事すべきか、正しい、十分に説明された理論的根拠を示すことである」（Rowaら, 2007, p.83）。Rowaらは、クライエントが理論的根拠を受け入れることで、治療結果が良くなるという研究があると述べている。

変化する文脈の創造

　セラピーは真空状態の中で起きるわけではない。ETの成否の大部分は、Abramowitzら（2011）が「非特異的要因」と呼ぶ「変化への動機づけ、改善への期待、温かい治療関係」といった変数の影響を受ける（p.49）。概してクライエントは、セラピーに来る前や、ETのような挑戦的アプローチを受け入れる前に、不安を克服しようと様々な戦略に挑戦しているものである。その結果、希望や動機づけは最悪の状態にあるかもしれない。共感や支持といった標準的な治療スキル

は、ETの前提条件である。良い治療関係を最初に築かなければならない。

ETの理論的根拠を上手に、楽観的に示し、治療関係を適切に築くとともに、不安を克服した時の生活をクライエントに想像させて、希望や見通しを持たせることも有益である。クライエントがより良い生活を感じ取れるようになるまで、詳しく述べるとよい。そうすることで、不安から生じるネガティブな事柄についての話し合いが直接できるようになる。恐怖や心配によって生じた生活の質の低下を認識するようになるにつれ、変化への動機づけが改善する。要するに、良い治療技術の基本を見落とさないことである。クライエントにETを提案するための3つの理論的根拠を以下に示す。

1. どのようにして、このようになったのか

これはETを実施するための3つの理論的根拠の中で、最も重要性の低いポイントかもしれないが、クライエントにとっては重要である。Barlow（2002）は、恐怖が学習される様を詳しく述べているが、同時に、不安は必ずしも単純に、あるいは一次的に学習されたものではないと述べている。Jerome Kagan（Kagan & Snidman, 1991）は、幼児期に明らかになり、成長しても持続する内気で臆病な気質を同定し（Pfeifer, Goldsmith, Davidson, & Rickman, 2002）、不安には、人によってある程度固有なもの、すなわち、臨床的な不安を生み出す脆弱な**素因**（diathesis）があるかもしれないと述べている。人によっては、不安症になるために特定のトラウマや恐怖を誘発する出来事は必要ない。これまで見てきたように、不安に関する問題は、不安の**原因**よりも不安を**持続**させているものと強い関連がある（Abramowitzら, 2011）。クライエントによっては、現在の問題の本質を探究する時間をとったことに感謝し、このプロセスによってラポールが深まり、有益な洞察が得られるだろう。ただし、過去はETのターゲットではない。

2. どのようにして、このように持続しているのか

不安な感情や手がかりに対して継続的に反応することで、不安は持続し、慢性化の原因となるため、クライエントがこのプロセスを理解することは重要であ

る。このプロセスの理解によって、エクスポージャーがどのように作用し、どのように役に立つかが分かるようになる。

◇闘うか、逃げるか
　不安によって気分が良くなることはない。もちろん、これは間違いではない。人間には他の動物と同様に、危険を知らせ、その脅威に対して闘うか逃げるように動機づけるメカニズムが備わっている。これは、交感神経系の活性化によって生じるが、同様に不安と関連したほとんどの身体感覚にもある。
　私は不安の身体症状やその目的について説明するために、Sapolsky（1998）の闘争－逃走反応に関する、遊び心に満ちた説明をよく行っている。次のような内容である。シマウマが水飲み場の近くで、ライオンが現れるまで平穏に暮らしている。しかし、ライオンを現実的な脅威と見なした途端、シマウマの交感神経系は最高潮に達する。闘うという選択肢はないため、シマウマは逃げ出す。走ることで、消化器官から筋肉に血流が集まり、吐き気、嘔吐、排便が生じるかもしれない。パニック症によく見られる症状である、呼吸や心拍の亢進も生じる。もしライオンが追いかけるのをやめたら、シマウマの副交感神経系が優位になり、不安症状は低下し、シマウマは元の平和な生活に戻る。
　このシマウマの話は、認知的側面を含んでいないので（シマウマは人間のようには考えないため）、不安の生理学的側面についてクライエントを教育するのに役に立つ。また、不安や恐怖の自然な機能についても明示している。すなわち、私たちに警告を発し、迫り来る危険から逃れることを促し、そして治まる。不安症では、不安は、本当に危険なものでも迫り来る危険でもないことによって慢性的に生じる。考える力を持っているために、恐怖反応は、恐ろしいことを考えるだけで生じ、本来意図されているよりもはるかに長い時間持続する。不安な気分によって不安になる人さえいる。この障害は、実際は脅威的ではないことに不安になるということにある。

◇逃避は役に立つのか
　逃避は――危険が現実のものであれ、想像上のものであれ――不安の自律神経系の興奮を減少させ、平和で穏やかな状態に戻してくれるため、生理学的な報酬

をもたらす。そのために、逃避は負の強化によって維持される。シマウマの話では、自律神経系の興奮は嫌悪刺激であり、逃避が行動である。ある状況が不安を喚起する時、その状況から逃避して安全を確保することは、不快な興奮が取り除かれるため、報酬になる。この負の強化のパターンは、過去に危険に遭遇した状況を避けるように人を訓練するのに役立つ（シマウマであれば、水飲み場に近づくと不安を感じるようになるだろう）。もし、そのような状況が純粋に危険であり続けるならば、それはおそらく好ましいことだろう。しかし、危険をあまりに一般化してしまうと、不安そのものが問題となってしまう。

◇逃避は害になるのか

のどの渇きによって、水飲み場の不安を乗り越えることができれば、シマウマは水飲み場に戻るだろう。再びライオンに襲われるような出来事が起きずに、同じようなことが数回続けば、危険信号は減少し、次第に不安を感じずに近づくことができるようになるだろう。しかし、不安なまま水飲み場を避けることを続ければ、その場所への嫌悪感は増大するだろう。同じように、車の中で恐怖を体験したメラニーは車と恐怖感を連合させてしまった。車に近づこうとすると、恐怖感が増す。逃避して家に戻ると、恐怖感は減少する。しかし、実際は車に近づくことの現実的な危険性はなかった。メラニーは単に恐怖感と車を連合させてしまっていた。（この結びつきを悪化させる認知的プロセスについては、第5章で紹介する。）

不安という不快感を避けるための努力は、**体験の回避**（experiential avoidance）と名づけられている。不安に関する様々な問題を抱えた人は、環境の中、あるいは自分自身の心の中で、不快な体験を避けようとする。例えば強迫症（OCD）に罹患した人は、望まない考えを抑圧することによって逃避しようとする（Abramowitz, Whiteside, Kalcy, & Tolin, 2003）。しかし、不安な考えを抑圧しようとしても、それを増加させる結果になるだけである。

外的な体験についての体験の回避をすることも、不安を克服する上では役に立たない。第3章で述べた安全確保行動は、体験の回避のよい例である。安全確保行動は即座に安心感をもたらすが、それは一時的である。むしろ、不安感と関連する場所や物事を繰り返し回避することは、それらに接近した際に、自律神経系の反応を強めるだけである。このパターンは、不安刺激に直面することを困難に

し、不安を克服することを難しくする。

　体験の回避の別の危険性は、不安を感じている人が、反証する体験ができなくなるということである。例えば、授業中に不安が強すぎて質問することができなければ、先生が笑うかもしれないという気持ちに反証する情報を得ることは決してないだろう。体験の回避は、安全について考える際に誤りを導き出す。前述の例で言えば、この学生は、質問をしなかったために先生から笑われなかったと結論づけ、質問をしたら先生は笑うに**違いない**という恐怖を強めるだろう。

　最後に、安全を求める結果、不安感は逃避するまで止まらないという信念が容易に導き出される。逃げ遅れると逃避への強い切迫感が生じ、恐怖が強まることで裏づけられる。いまやその人は、その状況を怖がるだけでなく、そこにいることで、危険が本物ではないと分かったとしても、嫌な気分が収まらないことを怖がるようになる。実際は体験の回避が人を妨害し、不安を維持させている例は数多く存在する。こうした理解を促進させるために、Rosqvist（2005）は、逃避や回避がどのように不安を維持させているのかをクライエントに伝える有益なメタファーを紹介している。彼女の著書を参照してほしい。

　反対に、逃避せずに不安を繰り返し体験すると、不安の低減がもたらされる。このプロセスは**馴化**と呼ばれている。もしあなたが大好きな食事を毎日食べたら、あなたはすぐにそれに慣れてしまい、その食事に対する欲求は薄れていくだろう。これは不安と類似している。不安を喚起する状況に不安が低くなるまでとどまることを繰り返すと、不安は低減する。エクスポージャー療法の最も重要なポイントである。

3. どのようにして、良くなっていくのか

　現段階でセラピストは、不安の体験を回避し、危険が本物ではないと分かる機会が持てないために、現在の行動や精神活動が持続している、ということをクライエントに確かめたいに違いない。病的な不安を抱えた人の多くは、自分の心配や恐怖が不合理であるか、必要ないものであると認識している。しかし、そのような人たちは、これまで心配や恐怖の真っただ中で安全を**体験**していないために、不安は持続している。実際の危険に対する現実的な評価への認知的承認は必

要ではあるが、それだけでは不十分である。

　セラピーが始まると、セラピストは実際の危険性は通常ゼロではないが、極めて低いことを確認する。例えば、車の運転にいくらかのリスクはつきものである。しかし、メラニーのリスクは平均的な人よりも高いという理由など、どこにもない。ケース（例えば、特定の強迫行為を行わなければ誰かが死んでしまうと考えるOCDの人）によっては、リスクは本当にゼロであるが、これは例外である。

　セラピストはここで、ETの基本的な戦略、すなわち、不安が低下するまで十分な時間、恐怖刺激に曝露する戦略を導入する。恐怖を喚起する状況にシンプルに直接曝露することもあるが、一般的には、低い不安喚起レベルから高いレベルの階層表に従って進める。例えば、アリを怖がっている人であれば、最初は、単に「アリ」という言葉を聞く、次に、「アリ」という単語を読む段階に移る、アリの写真を見る、アリのビデオを見る、アリのいる部屋に入る、セラピストの腕にアリが這っているところを見る、最後に、クライエント自身の腕にアリを這わせる、ということになるかもしれない。鍵となるポイントは、交感神経の興奮が副交感神経による鎮静に取って代わり始めるまで、曝露することである。これを何度も行うことで、最初の目標である馴化が起きる。もちろん、闘争－逃走反応は不安刺激に遭遇しても生じないだろう。仮に生じたとしても軽度であり、その状況にとどまり続けることができ、「安全」への逃避は生じないだろう。クライエントは不安に関連する側面、つまり、不安は逃げるまで減少しないという恐怖も克服するだろう（Foa, Huppert, & Cahill, 2006）。

　口語的に説明すれば、エクスポージャーとは「あなたの恐怖を試してみること」（Abramowitzら, 2011, p.109）である。それは単に刺激と恐怖反応の病的な連合の「解学習（unlearning）」ではなく、「新たな学習（new learning）」（Richardら, 2007, p.3）、もしくは「安全の学習（safety learning）」（Abramowitzら, 2011, p.48）である。クライエントは以前のパターンから解放されたと感じるだけでなく、以前は恐怖を感じていた状況、物、場所、考えが、本当に安全であるということを新たに学習する。クライエントがこの作業を行うならば、その報酬として、世の中は安全であるとすがすがしく眺めることができるようになるだろう。

　馴化と安全の学習という2つの目標に向けて、エクスポージャー療法が動き出す。課題は、クライエントが不安に直面しなければならないということである。

セラピストは、セラピーでは不安から逃げずに、不安に直面し、不安を**感じる**必要があるということを、クライエントが理解していると確信している必要がある（Clark & Beck, 2010）。クライエントがすでに不安に直面しているのに、まだ怖いと表明したら、勝利を促すために、治療的エクスポージャーは自然に生じるものではなく、逃避せずに、計画的に、何度も何度も繰り返し長い時間続ける、ということを思い出させる必要がある（Antony & Swinson, 2000）。こうしたことが理解できたら、クライエントはエクスポージャーを実施する準備ができたことになる。

エクスポージャー療法の実行

　ETがどのように機能するかをクライエントが理解し、次のステップに移る動機づけが得られたならば、エクスポージャーの計画を作成し、それを実行する段階へと移る。このセクションでは、不安階層表の作成、計画する際の問題、そしてETの実行について論じたい。

不安階層表の作成

　不安を抱えている人は、しばしば複数の恐怖を持っており、恐怖には段階がある。したがって、ETを開始する前に、それらを詳細にアセスメントすることが重要である。クライエントと協同して、クライエントを不安にさせる物事の完全なリストを作る。そして、最も弱い順から強い順に評定する。この時、メンタルな恐怖や心配を含めることも忘れてはならない。より重要な不安については、脅威的な部分とそうでない部分に分割することもできる。

　次に、不安を抱えた人に、自覚的障害単位尺度（subjective units of distress scale：SUDS）の使い方を教える。これは、1がほぼ完全に穏やかな状態で、100が最も強いパニック状態であることを表す尺度である。ほとんどのことを高く見積もる傾向のある人もいるので、クライエントに正確にその尺度を使うことを教えるために、様々な恐怖（たとえ現実的な恐怖であっても）を評定する練習をさせるとよい。クライエントがSUDSの使用法を学んだら、特定の話題に関する異なるレベルの

不安を評定させる。状況的要素、認知的要素、生理的要素を含めるように要求するとよい。なぜならそれぞれが、現実エクスポージャー戦略、イメージ・エクスポージャー戦略、内部感覚エクスポージャー戦略へと続くからである（Abramowitzら，2011）。クライエントがそれぞれの不安のレベルを数値で表したら、低いものから高いものへ順に並べる。このようにして、先に述べたアリに対する階層表のような基礎が出来上がる。参考までに、章末に不安階層表（記録用紙4.1）を載せている。複数の不安が明らかに存在する場合は、1人のクライエントにつき複数の階層表を作る必要がある、ということを覚えておいてほしい。

　犬を怖がる人に対する階層表を検討してみよう。最も強い恐怖は、実際に犬を撫でることだろう（SUDS得点＝95）。しかし、セラピストがクライエントを誘導して、犬について話すだけなら、緩やかな反応になるだろう（SUDS＝28）。もう少し強い反応になると、犬が写っている写真を見る（もしくはその写真を触る；SUDS＝52）、犬が吠えているのを聞く（SUDS＝67）、フェンスの向こうに犬がいる（SUDS＝75）、犬と一緒に部屋の中や庭にいる（SUDS＝85）、となるだろう。

エクスポージャーを計画する際の問題

　クライエントに動機づけがあり、階層表が出来上がったら、セラピストはいくつかの重要な問題を考慮しながら、エクスポージャーの戦略を練る必要がある。ETを支持するエビデンスがあるにもかかわらず、最適なETの実施についてはいくつかの考え方がある。エクスポージャー療法は、異なった障害に使用する際はある程度カスタマイズする必要がある。典型的な特徴については第Ⅱ部で述べる。ここでは、セラピーを始めるにあたって、考慮すべきETの主要な側面について概説する。それらは、Rooqviot（2005）が詳述した4つの要因、すなわち頻度、持続時間、程度、潜時としてまとめることができる。

◇頻度

　強い集中的なエクスポージャーを短期間で実施するほうが、間隔を空けて徐々に実施するよりも優れているかどうかに関しては、多くの論争がある（Barlow, 2002；Barlow, Raffa, & Cohen, 2002；Clark & Beck, 2010）。それらを要約すると、いまだ

不明確な点はあるものの、好ましい選択肢は、頻繁なエクスポージャーから始め、いったん最初の学習が成立したら、徐々に間隔を空けていくことである。こうすることで、好ましい長期的な効果が促進されるようである（Barlow, 2002）。（Foaの持続エクスポージャー療法については、第8章で述べる。）

　Clark & Beck（2010）の、マニュアル化された現実エクスポージャーの治療アプローチでは、1週間に連続して5日のセッションを3〜4週間続けることを推奨している。セラピーの初期は、より頻繁な予約が有益であることは分かってはいるが、これは厳しいスケジュールである。活動量を維持する別の方法として、セッション間のホームワークとして練習を課すという方法もある。逃避は必要ないという最初の学習の段階で、クライエントを勇気づけ、不安が解消するまで不安のままでいることをコーチするために、セラピストがエクスポージャーに何回か同伴することも重要であろう。多くの個人開業の臨床状況では、セラピストは集中的なセラピーの実用性、時間配分、金銭的な問題について、上手にバランスをとらねばならないだろう。

◇**持続時間**

　それぞれのセッションは、どれくらい続けるべきなのか？　一般的には、長いエクスポージャー・セッションのほうが短い場合よりも生産的である（Foa & Kozak, 1985）。しかし、重要なポイントは、不安が解消し始めるまでエクスポージャーを続けるという、ETの目標を達成できるかどうかである。異なった提言をしている文献もあるが（Clark & Beck, 2010）、妥当な指針としては、最初の（もしくは最も高い）SUDS得点の50〜60％の減少であろう。例えば、クライエントが犬の鳴き声を聞いた時にスコアが80に達したら、40に低下するまでは鳴き声に耐えるべきである。最初のうちは1〜2時間かかるだろうが（Rosqvist, 2005）、進歩するにつれて短くなっていく。Abramowitzら（2011）は、多くの適切なエクスポージャー・セッションは、標準的な臨床時間内に収まると述べてはいるが、一般的には45〜50分のセッション内には収まらない。

　クライエントは、（不安の行動論的観点に厳格に基づけば）エクスポージャー中は逃避行動をしないように促される。不安が減少する前にエクスポージャーを終了すれば、馴化しないだろう。Clark & Beck（2010）は、もしエクスポージャーの自己効

力感の促進という側面に焦点を当てるならば「コントロールされた逃避（controlled escape）」（p.243）──クライエントは不安に耐えられないと感じたら、セラピストがすぐに不安に連れ戻すという条件で、逃避することができる──を認めてもよいと思う者がいるかもしれないと指摘している。しかし、彼らはこれを推奨してはいない。どのような逃避であっても、行動的、認知的目標の妨げになると信じている。私は、セラピストは成功すると思われる階層表のステップから始めるべきであり、次のレベルでの成功が予測される時にのみ、次のステップに移ることを提案したい。

◇程度

臨床家が直面する次の問題は、どこから始めるかということである。簡単なエクスポージャーから始めるのか、困難なエクスポージャーから始めるのか？ いくつかのガイドラインはあるにはあるが、セラピストは臨床的な判断に従わねばならないだろう。Clark & Beck（2010）は、最初から階層表の最も難しい項目に対する、強力で集中的なエクスポージャーが成功している研究があると述べている。しかし、段階的なエクスポージャーのほうが、不安を抱えた人には受け入れられやすい。ETではドロップアウトが懸念されるということを考えれば、もし最初のエクスポージャーが難しすぎれば、セラピストはクライエントをドロップアウトの危険にさらすことになる。したがって、一般的には階層表の低い項目からエクスポージャーを始め、より難しい項目に向かっていけるように、着実なペースでリストを進めることが好ましい。

◇潜時

潜時とは、人がエクスポージャーを始めるように求められてから、実際に行うまでの遅延時間のことである。プールへ飛び込むことを考えてみよう。もし飛び込み台に上り、恐怖のために飛び込むことを躊躇すればするほど、飛び込みは難しくなる。これはエクスポージャーにも当てはまる。クライエントはエクスポージャーを指示されたら、すぐに実行する必要がある。「躊躇することで恐怖が具体化する」（Rosqvist, 2005, p.48）。もちろんこれは、日常生活においても同様である。もし不安を抱えた人が、躊躇したり遅らせたりせずに不安状況に近づくことを学

べば、その人は不安に直面することに成功するだろう。

セッションの構造化

　セラピストがこうした問題を十分考えたら、エクスポージャー・セッションを開始する。セラピストは、セッションをオフィスで行うのか、現場で行うのかを決定しなくてはならない。もしエクスポージャーが段階的なものであれば、セッションの初期は、クライエントがエクスポージャー・セッションの流れを理解し、ある程度自信がつくまでオフィスで実施すべきである。どこで実施するかは、エクスポージャーのタイプにもよる。イメージ・エクスポージャーは、通常はオフィスに向いている。内部感覚エクスポージャーは、オフィスの中やその周りに多くのリソースがある。現実エクスポージャーは、もっと多様なものが関わってくる。

　Abramowitzら（2011）は、標準的なセッションとして、5〜10分間のチェックイン、前回のセッションの復習、そしてホームワークの報告から始めることを提案している。その後、クライエントとセラピストがエクスポージャーの課題に同意し、エクスポージャーを導入する。エクスポージャー終了後の約15分間は、体験のデブリーフィング、ホームワークの割り当て、次回セッションでどのようなエクスポージャーを行うか（どこで行うか）という計画の立案を行う。

　初期の段階では、セラピストはエクスポージャーの理論的根拠を説明し、クライエントを励まし、サポートすることが望ましい。事前に課題を設定するために「エクスポージャー・セッション計画」（本章末の記録用紙4.2）を使用してもよい。どの恐怖に取り組むのか、階層表のどこからエクスポージャーを行うのかを書き留める。初回セッション後は、セラピストは前回のセッションや現在までの進捗状況について振り返るとよい。恐れていた結果が何であり、それは（一般的にはあり得ないとは言わないまでも）ほとんど起こり得ないということを、クライエントに振り返らせる。再保証（安全確保行動）にならないように気をつけながら、クライエントの疑問を一緒に実験的にテストするように、再び方向づける。不安と関連した安全確保行動に類似した行動を説明し、行わないように協同して取り組む。

　気そらし（distraction）は、エクスポージャーによって促進を意図している情動

処理を妨害する（Foa & Kozak, 1986）。したがって、クライエントはどのような形であれ、気そらし（例えば、どこか別の場所にいることを考える、意図的に何か楽しいことを考える）をしないことが、一般的に好ましい。むしろ、クライエントを励ましながら、不安と闘ったり抑圧したりせずに、不安や不安の要素に細心の注意を払わせる（Clark & Beck, 2010）。

　ベースラインのSUDSを測定し、記録させる。クライエントにエクスポージャーを導入し、クライエントがすぐにそれを行ったらほめる。もしクライエントがためらっていたら、クライエントを励ます。エクスポージャーを進めながら、約5分おきにSUDSを測定し、クライエントに現在の気分を評定するよう求める。セラピストとの相互作用の中でポジティブな状態を保ち、SUDSが最も高い時の値の50％に低下したら、エクササイズを終了する。「エクスポージャー・セッション計画」には、クライエントの体験の理解を視覚的にアシストするためのグラフがある。クライエントの体験とグラフの結果について、予想と一致していたか、一致していなかったかを話し合う。併せて、エクスポージャーのホームワークの計画（Abramowitzら, 2011は、毎日少なくとも1～2時間の練習を推奨している）と、次回のエクスポージャー療法セッションの計画を立てるとよい。

　同じような手順でセッションを続け、階層表の最も高い項目にクライエントが直面するまで、難易度を定期的に上げていく。もし複数の階層表があれば、最初の階層表を終えてから次に進む。後の階層表の目標は、**汎化**（学習が特定の状況からより広範な文脈へ広がること）するように、素早く、軽快に進めるべきである。

　エクスポージャー療法は簡単ではない。したがって、エクスポージャーの重要性、背景にある理論的根拠、回避や逃避の問題を、繰り返し説明する。クライエントが目標をしっかりと持っている間は、激励するような口調を維持する。これは、クライエントに対する受容や肯定的配慮が心地よいと感じるセラピストにとっては、難しいかもしれない。確かに、ETを行うために必要な努力への肯定的な配慮は大切であるが、挑戦に対する穏やかで思いやりを持った口調は、クライエントがエクスポージャーを完遂させるためには重要である。

　階層表の最も難しい項目を乗り越えることができたら、セッションの間隔を空けたり、時々フォローアップの機会を持ったりすることが、エクスポージャーの効果を維持する役に立つ。以前のパターンに逆戻りするのを防ぐこともできる。

また、時々、克服したものと置き換わって他の不安や強迫観念が生じることがあるので、あらゆる代理症状をモニターしておく。

実施上の問題と倫理的な問題

　第1章において、セラピストがエクスポージャー療法を利用することを妨げる、多くの困難があることを述べた。ETは標準的なセラピーの時間にきちんと収まらないし、セラピストがオフィスの外に出る必要もある。さらに、ETはいくぶん悪評があり、厳しくて不安を喚起させるということで批判されている（Richard & Gloster, 2007）。本章をまとめるにあたり、こうした懸念がETを避ける正当な理由としては、不十分であることを論じたい。

ETの実用性

　多くのエクスポージャーは、標準的なセッション時間よりも長い時間を必要とする。加えて、保険会社は強力な実証的証拠があるにもかかわらず、エクスポージャーを承諾したがらない。また、少なくとも初期セッションでは、かなり頻繁に行う必要がある。ETは効果があるのに、このような問題のために、ほとんどの第三者支払人が難色を示すことになる。すべてのエビデンスに基づいた治療法が、週に1回、50分のセッションに合致するわけではないということを、保険会社や第三者支払人に教育するよう、メンタルヘルスの専門家にお願いしたい。実際、ETは効果があるため、効果のない治療法を標準的なセッションで行うよりも、長期的に見れば金銭的なコストははるかに少ない。セラピストは、何が保険でカバーできるのか、あるいは、馴染みのない医療診察行為用語（CPT）コードでETの代わりに利用できるものがないか、学んだほうがよい。

　また、セラピストは、治療によっては自費になったとしても、長い時間がかかってお金もかかる効果のないセラピーよりも、全体的な費用は安いということを、クライエントに説明してもよい。多くのクライエントは、理論的根拠やセラピーで得られる利益を理解すれば、早く良くなるために喜んでお金を支払うだろ

う。

　エクスポージャー療法では、スケジュール化に柔軟性も必要となる。もし2回連続した予約時間枠をETのセッションに割り当てることができれば、ほとんどのセッションは都合がよい。そうすることで、必要があればセッション中に外に出ることが可能になる。もし治療実践の多くの部分をETに専念するのであれば、1週間に数回という柔軟なスケジュール化をすることで、カスタマイズされたエクスポージャーの時間枠を提供することも可能となる。

　時代の変化によって、異なるシステムの可能性も生まれている。Barlowら (2002) は文献をレビューし、コンピュータ指導によるエクスポージャーと、書籍指導によるエクスポージャーが等しく効果的であるというエビデンスのある研究 (Ghosh & Marks, 1987) を紹介している。電話管理によるセルフ・エクスポージャーも、Swinson, Fergus, Cox, & Wickwire (1995) による研究で支持されている。携帯電話やテレビ電話も、セラピストが同じ部屋にいなくても同伴しているように、ETの原理を適用する機会を与えてくれる。個人向けの電子機器は、エクスポージャーをアシストする可能性を広げている。こうした研究の推進が必要である。実施前に倫理的問題も熟考すべきである。ヘルスケアの提供は様々に変化している。メンタルヘルスケアの領域においても、50分というセッション時間への過度の依存から離れていくだろうし、ETもこうした変化に適応していくだろう。

ETの倫理

　Prochaska & Norcross (1999) は、患者がETの効果を体験し、ETを受け入れていく様を観察しながら、ETの使用に関する不安を述べているのはむしろ**セラピスト側である**、という懸念を表明している。多くのセラピストは、対話療法 (talk therapy) の文脈の中で、温かく、忍耐強く振る舞うように訓練されており、構造化や指示という文化を受容できない。ましてや、ETに含まれる強い感情は受容できない。すでに問題を抱えた人に対して、苦痛を体験させることは——意図的ではあっても——多くの治療のトレーニングに反するものであり、どことなく非倫理的であるという疑念を抱かせるようである。Richard & Gloster (2007) は、この考えが真実であるかを確かめるために、臨床家と訴訟記録を調査した。彼らは、

ETを使用したために生じた訴訟はないことを明らかにするとともに、臨床家を調査し「エクスポージャー療法は、専門家によって嫌悪的であると見なされ、外来患者や学生に好まれる治療法ではないが、倫理的問題や告訴は少ない」(p.424)と結論づけている。ETを受け入れる鍵は、セラピストが適切なトレーニングを受け、クライエントに理論的根拠を明確に伝えることである。大多数の臨床家は十分に訓練されているので、クライエントに意図的に強い情動を体験するように求める時でも、やり過ぎかどうかは分かる。もしETが研究によって明示されているように効果的であるならば、ETの適応であるにもかかわらず使用**しない**ことこそ、倫理的問題になるかもしれない。

　ETを行う際は、セラピストが適切な注意を払うのをやめてよい、ということではない。当然のことであるが、クライエントの耐えられる限度を超えて、押しつけるべきではない。加えて、セラピーがオフィスの外で行われる場合は、常識的な臨床感覚が求められる。セラピストはクライエントの家に1人で行くべきではないし、適切な保険をかけずにクライエントと一緒にクライエントの車を運転すべきでもない。ほとんどの伝統的なエクスポージャーのアプローチでは、ショッピングモールや運転といった恐怖が喚起される状況に直面する時は、セラピストはクライエントに同伴する。重要な鍵は、セラピストとしての役割を守ることであり、おかかえ運転手や訪問者のような多重関係に陥らないことである。クライエントが橋の上に立っている時に、呼吸法やマインドフルネスを用いるようにクライエントに合図を送ることは、橋へ行くことにエクスポージャーの焦点が当たっており、治療計画の中に組み込まれている限り、倫理的な問題にはならない。外出がセラピーの枠を超える時に、問題が生じる可能性がある。しかし、ほとんどのセラピストは境界を守るトレーニングを受けているので、エクスポージャーを実施しようと努力している際に、治療関係の諸側面を忘れない限り多重関係を避けることができる。

　守秘義務は、公の場でエクスポージャーを実施する時も守る必要がある。クライエントと事前に話し合っておき、同意を得ておくべきである。クライエントの知り合いと出会わないような場所で、エクスポージャーを計画すべきである。しかし、もし知り合いがクライエントに近づいてきたら何と言うか、あらかじめ計画を立てておく。クライエントは、計画した通りに自由に話をすべきである。セ

ラピストを紹介するかどうかの選択肢も、持つべきである。もしセラピーに関連した外出であることを「知られたくない」ということでクライエントが合意したら、その知り合いに対してセラピストが誰であるかを説明する当たり障りのない計画を、準備しておくべきである。例えば、セラピストのことをプライベートな事柄を話し合うために会っている友人である、とクライエントは言ってもよい。鍵となるのは、潜在的な倫理的危険性を避けるために、思慮深く、事前に計画を立てておくことである。

エクスポージャーのタイプ

　治療的エクスポージャーを実施する際の基本についての説明を終えるにあたり、治療に取り入れることのできる主要なエクスポージャーのタイプ——イメージ・エクスポージャー、内部感覚エクスポージャー、バーチャル・リアリティ・エクスポージャー、現実エクスポージャー——について概説する。

イメージ・エクスポージャー

　エクスポージャーの基本原則の1つに、エクスポージャーは現実的であればあるほど好ましい、というのがある。したがって、可能であれば、現実（in vivo）エクスポージャー、すなわち状況（situational）エクスポージャーが最も好ましい。なぜなら、恐怖を感じる現実世界の中で行われるからである。しかし、イメージ・エクスポージャーは非常によく利用されており、少なくとも2つの状況で有益である。第1は、恐怖を感じる状況を想像することは、まだ現実世界で恐怖に直面する準備ができていないクライエントにとっては、出発点となる。そのためにイメージ・エクスポージャーは、階層表では下位項目になる。第2は、標的そのものがメンタルな現象の場合である。Abramowitzら（2011）は、恐怖を喚起する3つのタイプのメンタルイメージが、実際は心の中で起きていると述べている。3つのうち2つは、通常OCDと関連した強迫観念と望まない衝動である。強迫観念は、人の意識の中に侵入し、望まない思考という形態をとる。例えば、宗教的強

迫観念を持つ人に生じる冒とく的な思考がある。もう1つのOCDに関連したよくあるメンタルイメージは、不適切に行動するという望まない衝動である。3つ目のタイプは、トラウマ記憶であり、一般に心的外傷後ストレス障害（PTSD）と関連している。これらはすべて心の中で生じているために、エクスポージャーも心の中で実施しなければならない。クライエントは、思考やイメージが単なる思考やイメージであり、本当に望んでいることではないということを心に留めておきながら、これらを想起し、メンタルな回避や逃避をしないように求められる。

　不安を喚起する認知的現象に取り組むことは、Abramowitzら（2011）が詳述した3つのイメージ・エクスポージャーの1つ目のタイプにあたる。この最初のタイプは、厄介な思考、そして／あるいは記憶と直接向き合うために、**一次的**イメージ・エクスポージャーと呼ばれている。2つ目の**二次的**イメージ・エクスポージャーは、クライエントが特定の状況から身を守れないかもしれないという、悲惨な結果への恐怖を持っている時に用いられる。（不必要に）恐れてはいるが、現実世界では決して起きない悲惨な結果にクライエントをイメージで曝露し、現実エクスポージャーを補完する。3つ目は、**予備的**イメージ・エクスポージャーである。これは単にエクスポージャーの基礎的なスキルを教えたり、現実エクスポージャーに向けた準備をしたりするために用いられる。このようなイメージ・エクスポージャーは、有益な出発点となるだろうが、恐怖反応を引き起こす十分に詳細なイメージを浮かべることが難しい人には、効果的ではないかもしれない（Rosqvist, 2005）。恐怖反応を引き起こす詳細なイメージは、いくつかのエクスポージャー療法モデル――持続エクスポージャー療法（Foaら, 2007）やナラティヴ・エクスポージャー療法（Schauer, Neuner, & Elbert, 2005）――では必要不可欠なものである。これらは第8章で紹介する。

　イメージ・エクスポージャーの重要なバリエーションに、筆記エクスポージャー（written exposure）（Hoodin & Gillis, 2007）がある。治療的介入としての筆記は、Pennebaker（1997）によって支持されてきた。単に不愉快な状況や恐怖を心の中で視覚化するのではなく、それを詳細に書き記す。クライエントは、自分自身で筆記を行い、次回セッションに持参する。こうした方法によって体制化が促進されるが、恐れている項目が有益な語りであれば、なおさらである。筆記と類似した方法に、クライエントにトラウマティックな出来事あるいは恐れている状況を詳

細に録音させる方法がある。これはセッション中に行われるが、クライエントにはエクスポージャーの練習として、セッション間に復習することが推奨される。

イメージ・エクスポージャーとしての特殊なアプローチであるなしにかかわらず、エクスポージャーの標的が生き生きと、そして感情を伴ってイメージされることが重要である（Rosqvist, 2005）。セラピストはセッション中に、その出来事、それに関連する身体的、情動的感覚の詳細を呼び起こすような質問をしながら、クライエントと関わっていく。例えば、飛行機を怖がる人が機内で歩いているところをイメージしていたら、搭乗口の光景、行き来する乗客の音、エンジンの音、歩く時の温度の変化、空気中のジェット燃料のにおいを想起させることが重要である。また、筋肉の緊張、頭のふらつき、心拍数の増加といった身体感覚を同定するようにも促す。

小道具やメディアを、イメージ・エクスポージャーをサポートするために用いることもできる。これらは外的刺激を含むが、実際の恐怖を引き起こす事物あるいは状況ではないために、エクスポージャーはイメージ的である。注射を恐れる人には、注射の仕方について書かれたパンフレットを読んだり、注射針の写真やビデオを見せてもよい。より大きな恐怖反応を引き起こすことで、メンタルなエクスポージャーを純粋に促進させる。多くの人にとっては、描写による視覚化よりも階層表の中の少し高い項目になり、現実エクスポージャーへのステップとしても重要になるようである。

内部感覚エクスポージャー

強い不安を抱えている人の中には、不安の身体症状そのものに恐怖を感じる人がおり、それが症状を悪化させる。フィードバック・ループが形成され、その中で恐怖が強くなるために、今度は生理学的症状を悪化させる。このフィードバック・ループはパニック発作の要因となるし、パニック症の中核的な特徴である。対象物、思考、状況よりも感覚そのものを恐れるようになる。こうした感覚には、目まい、胃のむかつき、心拍数の増加、胸の苦しさなどがある（Rosqvist, 2005）。

Forsythら（2008）は、内部感覚エクスポージャーを実施する指針となる詳細なモデルを提示している。まず、このエクスポージャーを全体の治療計画の中に組

み込み、パニック発作と関連する症状や行動であると結論づけるに十分な観察を行った後に、実施することが重要である。行動実験（クライエントにどちらがより不安を喚起させるかを決めさせるために、何かを行わせたり、出かけさせたりするようなこと）も、階層表の項目を同定するのに役に立つだろう。どのようなエクスポージャーであっても、クライエントには、セラピーに対して満足のいく理論的根拠を提供すべきである。そうすることで、階層表の作成が可能になる。（内部感覚エクスポージャーは、パニック症では最初に行うのが最も良いが、身体症状が顕著な他の不安症の場合は、別の階層表になるかもしれない、ということを付け加えておきたい。）

　Forsythら（2008）は、セッション内でのエクスポージャーから始め、その後に、セッション間の自宅でのエクスポージャーに移り、そして、簡単な課題から始め、より強い不安を喚起する項目へ移行することを提案している。彼らは、汎化を促進させるために、症状と関連した様々な状況で内部感覚エクスポージャーを行う必要性を強調している。セラピストは、回避や逃避行動の兆候をモニターし、こうした反応を妨害するよう取り組む。内部感覚エクスポージャーを公共の場所で行う時は、このモニタリングは、たとえ信頼できる友人がクライエントと同伴していたとしても、オフィスの外で行われるのでクライエントの責任となる。誰かがクライエントに同伴することは、コンプライアンスを高め、回避や逃避をモニターする助けとなる。第12章では、内部感覚エクスポージャーを促進させるような、不安な感覚をシミュレーションする方法についてのアイデアを提供する。

バーチャル・リアリティ・エクスポージャー

　エクスポージャーにとって、魅力的でとても有望なアプローチに、バーチャル・リアリティ（virtual reality：VR）がある。このアプローチは、一般的には段階的な階層表に従うため「段階的VRエクスポージャー（VR-graded exposure）」と呼ばれることがある（Wiederhold, Gevirtz, & Spira, 2001）。写真やビデオは、いくらかは有益ではあるが、日々進歩するバーチャル・リアリティの技術を用いたエクスポージャーほどには効果を発揮しないだろう（Rosqvist, 2005）。バーチャル・リアリティはイメージを使うのが苦手な人にとって、特に助けとなる。Bouchard, Côté, & Richard（2007）は、このアプローチに関する有益な要約を行い、VRエクスポー

ジャーはイメージ・エクスポージャーよりも強力であるだけでなく、現実エクスポージャーよりも安全な選択肢であると述べている。

恐怖を喚起するビデオを単に見ることだけと比べ、VR技術（Bouchardら, 2007）は3次元で描写され、双方向的で、そこから立ち去ることのできない状況に浸すことができる。プログラムによって、現実に非常に近い感覚を作り出すことができるため、感覚を通した様々な状況への極めて現実的なエクスポージャーを実施することができる。著者らは、VRエクスポージャーが機能しないという研究はまだ存在せず、VRは研究への強い興味をかきたて、その利用についての多くの論文が作成されていると述べている。

VRエクスポージャーの負の側面として、機器が高額であるということがある（Bouchardら, 2007）。機器は、ヘッドフォンがついた頭部装着型のディスプレイから、より精緻化するために25万ドル以上もかかる部屋いっぱいの設備まで、幅がある。高額なために、VRエクスポージャーは本書の大部分の読者にとって選択肢とはならないだろう。しかし、最近のメタアナリシス（Powers & Emmelkamp, 2008）では、不安症の治療法としてVRエクスポージャーは現実エクスポージャーよりも効果的である、ということを示唆するデータが示され、有効性が明らかにされている。Bouchardら（2007）は、飛行恐怖症、蜘蛛恐怖症、高所恐怖症、運転恐怖症、閉所恐怖症、公共の場で話す恐怖／社交不安症、広場恐怖症を伴うパニック症、PTSDに対して、VRエクスポージャーが有効であることを示している。

第II部には、VRエクスポージャーを扱った章はない。詳細を知りたいと興味を持たれた読者は、Bouchardら（2007）やPowers & Emmelkamp（2008）の文献を参照していただきたい。

現実エクスポージャー

現実エクスポージャーは、過去数十年にわたって、不安に対する行動療法の代表的な存在であり（Hazlett-Stevens & Craske, 2008）、不安症スペクトラム全般にわたり有効であることが示されてきた。恐怖によっては現実エクスポージャーから始めることもあるが、通常は、クライエントがそれほど怖がらないイメージ・エク

スポージャーから実施することが多い。イメージによる準備作業は、どのようにエクスポージャーを行うかを学ぶという付加価値を持っているため、クライエントは現実エクスポージャーに上手に対処できるようになる。現実エクスポージャーは、主に臨床家のオフィス外で行われる。

　エクスポージャーのプロトコルについては、本章の初めに述べたが、いくつかの留意点を順を追って述べる。エクスポージャーの効果が消失しないようにする、あるいは、将来不安が悪化しないようにするために、クライエント自身がエクスポージャーを選択することが重要である（Rosqvist, 2005）。エクスポージャーをクライエントに無理に押しつけて、精神的にプレッシャーを受けた気分でエクスポージャーを行わせ、本当はエクスポージャーを選択してはいないと、クライエントが思うようなことにならないように注意すべきである。クライエントがエクスポージャー中に、どのように考え、どのように行動し、どのように感じるかを予測することも有益である。いったんエクスポージャーが始まれば、もちろんクライエントはその状況から気をそらしたり、他の逃避戦略を用いたりしないことが重要であり、不安が中程度に下がるまで不安な状況にとどまることがとても重要である。セッション間にセラピストなしで行ったエクスポージャーは、次回セッションで振り返りを行うべきであり、克服したことを称賛すべきである。そして、セラピストとクライエントは、次のエクスポージャーに進むために、トラブルシューティングを行ったり、アプローチの微調整を行ったりする。最終的には、不安の低い項目で成功を収めたら、階層表の上へと進めていく。

　エクスポージャーの実施法、ならびに、治療を計画する上で求められるエクスポージャーのタイプに関する基礎を紹介してきた。エクスポージャーはとても柔軟性の高い技法であり、様々な治療モデルに組み込むことが容易である。次章からは、エクスポージャーを遂行する主要な方法について概観したい。

記録用紙 4.1　不安階層表

不安を引き起こす状況： _____

　このテーマについて、できるだけ多くの状況を考え、それぞれの状況がどの程度あなたを不安するか、1（まったく不安ではない）から100（感じうる限りの最高の不安）でSUDSを評定してください。それから、最も高い（最も不安を喚起する）から最も低い（ほとんど不安を喚起しない）順に、並べ替えてください。高いものから順に正しく並べた階層表を作成するために、この用紙をコピーしたものに、SUDSの数値順にリストを書き直してください。

　例：公の場で話すことが怖い人であれば、集団に話をすることを考えている（SUDS＝15）、から始まり、誰かがスピーチをしているビデオを見て、それを自分がしているとイメージする（32）、公の場で友人に話しかける（43）、ファーストフード店で注文をする（63）、会ったばかりの人と夕食の席で話をする（75）、学校の授業中に話をする（88）、テレビに出る（98）、といった階層表になるかもしれません。

第1部　エクスポージャーと反応妨害の諸相

状況	SUDS（1～100）	順位

第4章　エクスポージャー療法の実施

記録用紙 4.2　エクスポージャー・セッション計画

日付：＿＿＿＿＿＿＿＿＿＿　　場所：＿＿＿＿＿＿＿＿＿＿＿＿＿＿＿

主要な恐怖：＿＿＿＿＿＿＿＿＿＿＿＿＿＿＿＿＿＿＿＿＿＿＿＿

今日のエクスポージャーの階層表におけるSUDS：＿＿＿＿＿＿

エクスポージャーの計画：

エクスポージャーの標的：

どのように遂行するか：

どのような恐ろしいことが起きるだろうか：

安全確保行動：

SUDSの評定：

0分　　　　5分　　　　10分　　　　15分＿＿＿　20分＿＿＿　25分＿＿＿

30分＿＿＿　35分＿＿＿　40分＿＿＿　45分＿＿＿　50分＿＿＿　55分＿＿＿

60分＿＿＿　65分＿＿＿　70分＿＿＿　75分＿＿＿　80分＿＿＿　85分＿＿＿

90分＿＿＿

SUDS評定グラフ

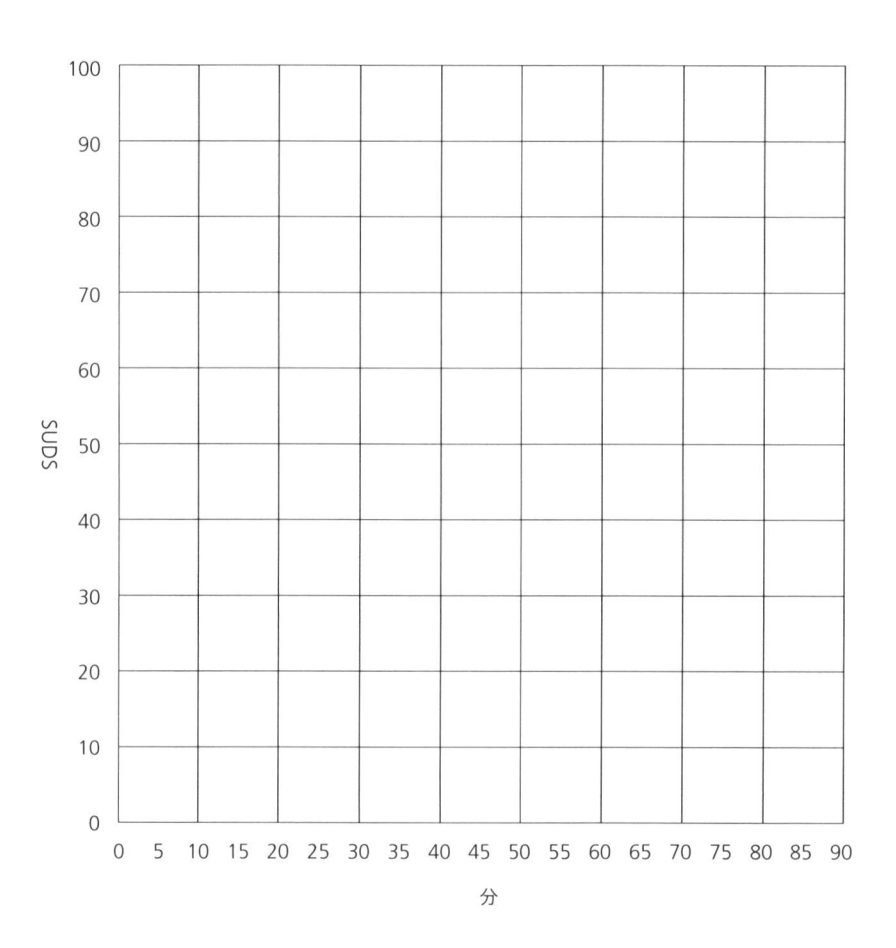

コメント：

第5章

認知行動療法とエクスポージャー療法

　エクスポージャー療法（ET）と反応妨害（RP）に関する議論の主要なテーマは、それ自体が治療法であるというよりは、技法であるということである。動物の学習モデル（第2章参照）を基盤にした行動的技法である。不安が低下するまで恐怖刺激に曝露することで、記憶を上書きし、感情を変化させることができるという考えに基づいている。この厳密な行動的バージョンのETは、単独で、とりわけ単一恐怖症（simple phobia）に力を発揮する。

　しかし、人間は考える生き物である。初期の行動主義者が（経験主義的には必要としても、明確に観察ができなかったために）避けてきた、認知という「ブラックボックス」は、今日では広く研究されている。認知は心理学の一分野であり、認知過程は私たちの感情機能に重要な役割を担っていると、広く考えられている（Clark & Beck, 2010）。この考えが、心理療法の主要な勢力である認知行動療法（CBT）の発展を支えている。思考は感情や行動に影響するという前提をもとに、CBTは治療手段に広範囲な認知過程を取り入れている。ETやRPのような行動的技法は、この包括的なアプローチの中で役割を担っている。本章では、不安に対するCBTの基本的な利用法と、その文脈にエクスポージャーと反応妨害をどのように当てはめるか、ということについて紹介する。ちなみに本章は、不安の治療効果を高めるために、ETとRPの基本過程を、どのように治療モデルに適合させるかを検討した4つの章（第5章〜第8章）の最初になる。

　認知行動療法は、行動主義に基づく実証研究を行い、エビデンスに基づく治療法であるということを示した先駆者である。Dobson & Dobson (2009) は、CBTが特に限局性恐怖症、社交不安症、強迫症、パニック症、心的外傷後ストレス障害、

そして全般不安症に有効であることを示す、主要な総説をリストアップしている。Fisher & O'Donohue（2006）に至っては、CBTが不安症を含む70を超える精神障害に有効であることを示している。

　認知行動療法とは、認知が行動に影響を与える、認知は追跡でき変えることができる、望ましい行動の変容は認知の変容の影響を受ける、という考えを共有する複数の治療法の集まりである（Dobson & Dozois, 2001）。この「媒介」モデルでは、認知過程は、確かに刺激の入力と行動という出力を媒介すると主張され、実証されてきた。Dobson & Dozois（2001）は、基本的な認知科学が、認知と行動の次元をブレンドした治療法に進出する動きを報告している。基本モデルには、Ellisの論理情動行動療法（rational emotive behavioral therapy）があるが、これは主に、不合理な信念が精神病理の基本にある、という考えに基づいている。Meichenbaumの自己教示訓練（self-instructional training）は、問題解決スキルと自己陳述による対処によって、媒介する問題の治療に焦点を当てている。

　その他にも重要な流派が現れたが、おそらく最も大きな影響を与えているのは、精神的な問題の中核として出来事の誤った評価に注目する、Beckの認知療法（cognitive therapy）である。BeckはClarkと協力し、行動的要素を組み込んだ不安の包括的な認知モデルを開発している。彼らの重要な研究によって、不安のCBTと、その中でのETとRPの役割に関する議論ができるようになった。

不安の認知モデル

　Clark & Beck（2010）は、学習理論が不安を理解するために重要であることは否定していないが、恐怖条件づけの強度と持続は、主として認知的評価の働きであることを示す証拠を提示している。彼らは、脅威的な刺激が現れた時に作動する基本的な認知過程である恐怖（fear）と、脅威的であるという過度な評価によって維持され、持続した状態である不安（anxiety）を区別している。これらの誤った思考過程が、認知療法の対象である。（ClarkとBeckは、彼らのモデルを「認知療法（cognitive therapy）」と呼んでいるが、行動的治療も組み込んでいる。したがって、CBTアプローチの一例ではあるが、ここでは彼らの認知療法という用語を使用したい。）

Clark & Beck（2010）の不安に関する認知的見解は、**脆弱性**（vulnerability）という概念に焦点が当てられている。これは、安全感をもたらす状況を十分コントロールできない時に、内側や外側から危険を感じる知覚である。不安が展開する2つの重要な問題として、脅威に対する**一次評価**（primary appraisal）と**二次処理**（secondary processing）がある。一次評価とは、環境の中に安全であるという兆候を見逃す傾向である。二次処理とは、最初の評価を精巧にするものであり、特に、恐怖刺激に対処しそこから安全を見つけ出す、個人の能力判断に関係している。このモデルを補強している仮説は、（追加研究に注目する必要はあるが）実証的なデータによって大部分は支持されている。

認知モデルの概要

Clark & Beck（2010）の不安モデルでは、不安の連鎖は、状況、出来事、あるいは他の刺激が、脅威であるという評価を引き起こした時に始まる。これは、トリガー（ストレス）に直面すると不安になりやすくなる性質（素因）が存在するという、**素因ーストレスモデル**（diathesis-stress model）である。過度の不安を経験する人の多くは、危険だという評価を容易に作り出す素因を持っている。この認知バイアスは、脅威を必要以上に知覚するように人を脆弱にする認知体験、そして／もしくは、認知歴を通して構築される。不安反応のトリガーとなる恐怖は、人によって様々であるが、自己を肯定する社会的関係を獲得し維持する、あるいは、個人の達成感や自立心が脅かされる際の、個人の努力によってだいたい決まる。例えば、承認される必要性を過大評価する認知を持つ人は、社会的場面で仲間が自分を敬遠していると評価すれば、不安になるだろう。病原菌によって重篤な病気になり、自分の自立心や幸せが脅かされると過大評価する人は、ドアノブに病原菌がついているかもしれないと考えれば、不安になるだろう。認知療法は、脅威の過大評価につながるこれらの歪んだ信念を同定し、修正するように機能する。

◇定位モード

スキーマ（認知構造）が活性化されると、刺激に対する最初の知覚が生まれ、そ

の活性化されたスキーマが脅威の定位テンプレート（orienting template）と合致すればトリガーになる。この**定位モード**（orienting mode）は、個人に関したネガティブな未処理な考え方のみを感知する。概念的な評価というよりも、知覚のようなものである。不安に関して言えば、定位モードは、脅威としてすぐに解釈されるネガティブな情動的なもの（前意識的な注意バイアス）に注意を払ったり、知覚したりするように方向づけられている。例えば、心的外傷後ストレス障害（PTSD）の退役軍人は、子どもの誕生日会の風船割りの音に、本能的に反応するだろう。この脅威に対する強い警戒心は、不安を克服するための課題となるかもしれない。

◇一次的脅威モード

定位モードがネガティブな感情的情報を感知すると、すぐに**一次的脅威モード**（primal threat mode）が活性化される。生物として、安全を最大限にし、危険を最小限にすることに関連したスキーマであるため「一次的」と呼ばれている。いったん脅威スキーマが活性化されると、認知活動を支配するため、心配性の人にとっては知覚された脅威以外のものを処理することが困難になる。先ほどの退役軍人の場合であれば、彼はケーキを切るのをやめ、潜在的な危険性を細かく調べ始めるだろう。Clark & Beck（2010）のモデルでは、5つの重要なスキーマが一次的脅威モードの活性化に関与するという。

認知－概念スキーマ（cognitive-conceptual schemas）は、危険性を決定づけ、脅威に関する情報の貯蔵、修正、解釈に関連する、個人の信念や思い込みを包含したものである。その人が脅威にどれくらい脆弱であるか、という考えも含んでいる（そのために安全確保行動に影響を与える）。

行動スキーマ（behavioral schemas）は、迅速な防衛行動を可能にする、闘争－逃走反応を含んだ行動準備計画である。心配性の人であれば、安全に向けて迅速に動くようにバイアスがかかっており、これは不安の低下によって即座に強化される。このようなスキーマは、脅威をもたらす客観的な危険性を再評価せずに、逃げるようにバイアスをかけ、不安な考えに対処せずに逃避しやすくする。

生理スキーマ（physiological schemas）は、不安の活性化によって生じる生理的な覚醒（自律神経系の覚醒や他の身体的感覚）を知覚し、評価できるようにするものである。これは、パニックの鍵となるかもしれない。不安症状自体を健康に対する

脅威であると解釈するために、症状が増大し、その症状自体によって脅威の評価が増大するというループに陥る。

動機づけスキーマ（motivational schemas）は、知覚された脅威に対して、その人の意図を形成するという点で、行動スキーマと密接に連携している。これは、脅威から逃避する価値に関する規則や信念を含んでいる。回避しなければならない危険が迫っている時の、コントロールの喪失という知覚にも反応する。

感情スキーマ（affective schemas）は、感情状態を知覚し、感情の主観的経験に反応する。生き延びることや、知覚された脅威に注意を向けることに焦点を当てている。不安な時にこのスキーマが活性化すると、緊張感、興奮、あるいは「イライラ」感の上昇につながる可能性がある（Clark & Back, 2010, p.46）。

認知的、行動的介入は、このようなスキーマに素早くアクセスできないようにしたり、スキーマの力を弱めるために用いられ、不安の体験に重要な役割を担っている。

不安の認知モデルにおける行動は、このようにかなり自動的である。ほとんどの人では、これらのスキーマは、本物の脅威と適切な反応を上手に識別している。しかし、不安症の人には当てはまらない。スキーマが適切に活性化されていようがいまいが、いったん一次的脅威モードが動き出せば、以下の4つのプロセスが反応し、それが今度は一次的脅威モードに影響を与える。このようなプロセスは、不安の感覚や、緊急避難に悪影響を及ぼす（脅威の手がかりに曝露するというETの前提条件と相反する）。

脅威モードは「その言葉通り」、まず自律神経の覚醒を引き起こし、強い感情によって暗示される危険性と同じように、実際の危険性を高く推論する。このような強力な身体感覚は、抵抗することが困難であり、人は身体感覚を減少させるための対応策を積極的にとろうとする（エクスポージャーや反応妨害をさらに困難にする）。脅威モードの活性化によって促進される第2のプロセスは、**防衛的抑制プロセス**（defensive inhibitory processes）であり、脅威評価への反応に対してほぼ反射的である。意識的にそうしようとは思わずに、強迫症（OCD）に罹患した人が手の除菌ローションを取ろうとしたり、社交不安症に罹患した人が視線を合わせることを避けようとするといったことである。第3は、脅威モードの活性化に反応して、**認知処理エラー**（cognitive processing errors）が生じやすくなる。なぜなら、認知

処理が脅威に対して選択的になり、安全性の手がかりに対してバイアスが生じるためである。ここに、状況を歪め、誤って判断する傾向に立ち向かうための認知療法の技法が集結している。最後に、**自動脅威関連思考**（automatic threat-relevant thoughts）と**危険イメージ**（danger images）があるが、これは一次的脅威モードの活性化がもたらす結果かもしれない。これらは無意識的であり、人の思考に侵入する。例えば、先に述べた退役軍人は、風船割りの音を聞くと、戦闘中のイメージを突然思い出すかもしれない。認知療法家は、クライエントにこれらのメカニズムの悪影響を少なくする戦略を教える。

これまでに取り上げてきたことは、リアルタイムで急速に生じ、不安の認知モデルにおける次のモジュールである、**二次的な精緻化と再評価**（secondary elaboration and reappraisal）へと続いていく。

◇二次的な精緻化と再評価

学習された恐怖の歴史、認知的中核信念、そしてスキーマが、一次的脅威モードの引き金と処理を「プログラムする」。しかし、いったん活性化されると、一次的脅威モードの活性化の結果として必然的に生じるこの二次的再評価で、心が状況を処理し、評価し始める。二次的プロセスは、Clark & Beck（2010）によると、より意識的でコントロールされており、良くも悪くも一次的脅威モードにフィードバックを与える。もしこの精緻化プロセスによって、最初の脅威の評価に対する説得力のある代替案を出すことができなければ、不安は悪化するだろう。これは、過度の不安を抱える人にとっては、一般的な事実である。この脅威に対する二次的な認知分析において、5つの現象が役割を果たす。

まず、人は**知覚された脅威に対処する能力**（ability to cope with the perceived threat）を評価する。Clark & Beck（2010, p.48）が「自信（self-confidence）」と呼んだものであり、問題を克服する有用な資源を持ち、それを使用すると決心するようなことである。もしできなければ、その人は知覚された脅威に脆弱であると感じるだろう。この評価の結果は、対処するスキルを実際に持っているかどうかにかかっている。それらを使用するスキルと能力がなければ、特に脆弱であると感じるかもしれない。このような能力がないという評価によって、人は不安を体験する時にためらいがちになり、退却（逃避行動）をする。もしその人が対処スキルを実際に

持っていれば、認知療法では不適応な評価の修正に取り組む。もしスキルが欠如していれば、まずスキルを教える。

2番目の精緻化プロセスは、**安全手がかりの捜索**（search for safety cues）である。そのような手がかりを見落とす、あるいは、安全であるという認識が狭い場合は、不適切な安全希求戦略（safety-seeking strategy）を使用するかもしれない。心配性の人は、不安な状況からすぐに安心感が得られるような、短期的な手がかりを探すバイアスがある。例えば、エレベーターの中で身動きがとれなくなることを恐れる人は、緊急時に使用するボタンに気づくのではなく、エレベーターに乗ることを完全に避けるようである。認知療法では、危険の非機能的な評価に対処し、不適応な安全希求戦略を取り除こうとする（後で理解できるようになるが、ここにETとRPが関わってくる）。

次に、過度の不安を抱えた人の多くは、自己防衛と逃避に向けてほとんど反射的に動く。しかし、より現実的な対処資源にアクセスするスキーマがあり、**建設的思考モード**（constructive thinking mode）と呼ばれている。このモードの特徴は、内省的思考、問題解決、誤った脅威的状況の再評価を含み、これらすべてがその状況に対するより建設的、適応的反応をもたらす。認知療法では、クライエントに建設的思考モードを作り出し、活用するよう働きかける。

二次的精緻化における4番目の現象は、**心配の開始**（initiation of worry）である。いったん一次的脅威モードが活性化されると、心配は潜在的な副産物となる。積極的な問題解決に適用されるなら、これは有効な活動であるが、不安を抱えた人にとっては、一次的脅威の自己永続的な精緻化になり、脅威を実際よりも脅威的にしてしまう。このプロセスは、特に全般不安症の人に見られる。当然、認知療法ではそれを弱めるために、心配に対処することになる。

最後に、この二次的再評価プロセス全体の結果は、**知覚された脅威を評価する意識的なプロセス**（conscious process of evaluating the perceived threat）となる。不安が弱い時は、より現実的な状況評価を通して、あるいは優れた問題解決技法の使用を通して、不安の減少をもたらすだろう。一方、不安が強い人では、この再評価によって、最初の刺激評価が脅威的であると裏づけるバイアスが生まれるだろう。治療では、クライエントが脅威の評価を下げるように、反証となる証拠を処理する支援が目的となる。

このモデルによって、治療の概念化と治療計画を構造化することができる。Clark & Beck（2010, pp.176-178）の付録5.11は、ここで要約した認知モデルに基づいた、ケースの概念化を発展させる有益な記入用紙である。

認知モデルに基づいた介入と目標

Clark & Beck（2010）の認知モデルによって、CBTが不安をどのように考え、セラピーの目標と、その目標を追求する技法へといかに速やかに導くかを詳細に理解することができる。今度はこうしたことに目を向ける。

不安の認知療法の目標

Clark & Beck（2010）は、自分たちのモデルを単に「認知的」と呼んでいるが、このモデルにはエクスポージャー療法や反応妨害を含めた行動的介入を組み込み、不安のCBTの典型例にしている。介入を導入するにあたっては、不安を抱えたクライエントと協同する際の、認知療法家のための5つの主要な目標が設定されている。以下に示すような、命令文形式になっている。

1. **クライエントの焦点を「脅威」からそらし、評価と信念が不安の原因であるという理解に導きなさい。**この目標は、セラピストの側の論理と説得によるものではなく、認知再構成と実証的な仮説検証によって達成される。これについては、本章のもう少し後で述べる。
2. **バイアスのかかった脅威、安全評価、信念を修正しなさい。**セラピストは、不完全な確率評価（「私は面接中に震え出すに違いない」）、誤った重症度評価（「もし震え出したら、彼女は私のことを笑い、オフィスから私を追い出すだろう」）、誤った脆弱性評価（「もし震え出したら、私は完全にぼろぼろになるだろう」）、誤った安全評価（「彼女は、私がいかに神経質かということに多くの注意を払い、そのことだけに基づいた印象を持つに違いない」）、を探すことになる。
3. **症状への没入を減少させるために、恐怖や不安をノーマライズしなさい。**

セラピストは、最初に、他の人も対人関係で不安症状を経験しているということを示すことで、クライエントをノーマライズする。次に、恐れていた状況が実際はまったく恐ろしくなかった時のことを思い出させ、過去の経験をノーマライズする。最後に、不安を引き起こさずに、思考や症状のトリガーとなる可能性のある状況を示すことで、状況に関係して症状をノーマライズする。例えば、激しい運動の後の息切れは、危険のサインではなく、運動による単なる反応である。すべての中心概念は、脅威はすべての人にどこにでもある、ということである。

4. **個人のエフィカシーを高めなさい。**認知モデルでは、信念や時には過去のことでさえ、自信がなくなった気分にさせると見ている。認知療法では、対処スキル訓練や、予測した対処能力と実際の対処能力の差を明らかにすることで、誤った認知を修正する。多くの場合、クライエントが自信をつける経験を促すことで達成される。

5. **安全への適応的アプローチを発展させなさい。**認知モデルでは、不安は不適応的な安全確保信念や行動によって、悪化したり維持されると見ている。そのために治療では、危険性に関する誤った思い込みに対処する（例えば他の人たちがいかに強い不安を体験せずに、向き合っているかに気づかせながら）。ホームワーク課題では、見逃されがちな安全性の手がかりに注意を払う方法を学ぶような、治療的作業を加える（例えばコーヒーポットは、スイッチを入れたままにしておいても、自動で切れるように、自動タイマーが付いていることに気づかせる）。最後に、治療では非機能的な回避と安全希求行動を同定し、修正を行う（ここで反応妨害が役に立つ）。

認知的介入

　Clark & Beck（2010）の認知モデルでは、前述の目標は、適切なタイミングで適用される認知的、行動的介入によって達成される。治療で利用される認知的介入には、3つの主要な介入と、いくつかの補助的な介入がある。

　まず、クライエントに対する**教育**が、認知療法の基本的な介入戦略である。認知（行動）療法の原理について説明するところから始まる。Clark & Beckは、治療

の原理に対する適切なオリエンテーションがないことが、ドロップアウトの主要な理由であると述べている。エクスポージャー療法のような挑戦的な治療法にとって、教育は特に重要である。

　認知療法に対するオリエンテーションは、必須の技法であり、教育の第一歩にすぎない。不安症の人にとって、不安と恐怖の役割について確実に理解することは極めて重要である。恐怖とは、個人の安全やセキュリティに対する知覚された脅威であり、不安とは、それよりも複雑で、個人の興味に対する脅威の知覚を取り囲んでいる不快（unease）、あるいは心配（apprehension）の持続した感情である。もしクライエントが不合理な理解をしているようであれば、恐怖に関する正常な適応的側面を説明することが重要である。クライエントには、不安の認知モデルと、不安の不適切な活性化と、その不適切な活性化の結果を教える。不安を避ける努力としての回避や逃避の本質と、どのように不安を誤って悪化させているかも指導する。最後に、不適切な活性化に由来する不安プログラムを止めるという治療の主要な目標と、それに向けて介入がどのように機能するかを理解させる。薬物やリラクセーションのように、代替療法についてクライエントを教育することも重要である。

　2つ目の認知的介入法は、**不安な考えのセルフモニタリングと同定**であり、不安を抱えた人が、セッション内の活動とセッション外のホームワークで、不安をもたらす自動思考、イメージ、評価をキャッチする支援のために利用する。このスキルは、3つ目の介入の重要な前提条件である。

　3つ目の介入は、**認知再構成法**であり、Clark & Beck（2010）のモデルにおいて必要不可欠なものである。不安や恐怖刺激に関する個人の信念を、支持する証拠と支持しない証拠を集めることから始め、再構成を促進させる。現在のアプローチの費用対効果の分析によって、認知を変えることへの理解を高め、不安やこれから起きるかもしれないという思考を、破局的なものではないようにすることで進展する。クライエントには、認知の誤りを同定し、代替案を生成するスキルが教えられる。そして、エクスポージャーを含む行動実験によって、新しい仮説を実証的に検証することで、このプロセスは頂点に達する。

　Clark & Beck（2010）は、過去の不安体験をイメージで再処理するような、過去のトラウマ体験に適用でき、他の不安体験にも有益な他の技法も認知的介入に含

めている。感情の乱れの最も根底にある、思考や感情についての筆記も、肯定的な効果を生み出す（例えばGortner, Rude, & Pennebaker, 2006；Pennebaker, 1997を参照）。Clark & Beck (2010) は、第6章と第7章で詳しく検証する概念である、マインドフルネス、アクセプタンス、そしてコミットメントに関する考えからの潜在的な利益も理解している。

行動的介入

　Clark & Beck（2010）の認知モデルにおいて、彼らは行動的介入が不安の治療に重要な役割を担っていることを明らかにしている。それにもかかわらず、モデルの名称に「行動」という言葉を含めていないのには理由がある。認知行動療法のすべてのモデルに当てはまるわけではないが、Clark & Beckは行動的介入を、不安反応への馴化、あるいは行動の条件づけの解学習や再学習という、純粋な行動的な目的ではなく、脅威と関連した認知の修正に役立つと考えている。このモデルでは、第2章で説明したエクスポージャーの行動目標が、エクスポージャーを行う動機となる要因ではないことを意味している。エクスポージャーや反応妨害の有効性の背後にある行動原理が、Clark & Beckのモデルでは役に立たないのではなく、エクスポージャーの目的ではないということである。したがって、エクスポージャーや反応妨害を考慮する際は、これらが認知の変容を促進させることができる、という付加価値にも注目すべきである。

◇エクスポージャーによる介入

　Clark & Beck（2010）が、認知療法にエクスポージャーを含める理由は、普通に避けている状況で不安反応が引き起こされることを、もっと学ぶためである。また、エクスポージャーは脅威や脆弱性の知覚に反証したり、破局的な信念を吟味したり、適応的な評価や信念を支持する、修正体験をもたらすためでもある。適応的な対処戦略を強化しながら、安全確保行動や手がかりへの依存度も弱める。そして、回避行動や逃避行動の減少を促進する。Butler, Fennell, & Hackmann（2008）は、エクスポージャーは自発的な認知変容をもたらす「ホットな物質（hot material）」（p.88）を活性化すると述べている。

第 I 部　エクスポージャーと反応妨害の諸相

　Clark & Beck（2010）は、Foa & Kozak（1986）の研究を引用しながら、エクスポージャーの2つの重要な側面を挙げている。第1は、治療的であるためには、人が中等度の不安を感じるまで恐怖スキーマを活性化させなければならない、ということである。第2は、エクスポージャーによって、人が不適応的な信念や認知を否定する情報を与えられなければならない、ということである。そして、人は脅威や脆弱性の感覚が誇張されていると気づくとともに、情報に反証しなくてはならない。

　エクスポージャーを正しく実施することは、治療のために極めて重要なことである。なぜなら「エクスポージャーに基づいた治療ほど、よく誤解される心理療法的介入は、おそらく他にはない」（Clark & Beck, 2010, p.239）からである。その原理は比較的分かりやすいが、治療に必要なエクスポージャーを適切に実施することは非常に難しい。第4章での考察と同じであるが、Clark & Beck は、エクスポージャーを実施する十分な理論的根拠を提供することが、基本的な必要条件であると断言し、体験することが感情に基づいた思考プロセスを修正する鍵である、とクライエントに強調している。

　第4章で述べたように、エクスポージャーのための不安階層表を作らなければならない。クライエントの反応をモニタリングし、クライエントをコーチするために、セラピストは、セッションの中でエクスポージャーを何回か監督する（supervise）ことから始めることが重要であると、Clark & Beck（2010）は考えている。そして、エクスポージャーはホームワークとして割り当てられる。ほとんどのセラピストは、エクスポージャーを中等度の苦痛な状況から始め、順調に階層表を上がっていくように連続的に進めている。その鍵となるのは、実行可能な速さで進めることであると指摘されている。クライエントはエクスポージャーを実施した記録だけでなく、エクスポージャーが実際の脅威の性質と程度に関する仮説を、実証的に検証していく様を記録する。

　Clark & Beck（2010）は、エクスポージャーの最良の頻度と持続時間に関しては、不明確であることを認めている。しかし、不十分な実践は治療にネガティブに作用するので、エクスポージャーが主な治療手段である場合は、少なくとも毎日実施すべきであると述べている。彼らは、エクスポージャー中の認知的気そらしは避けるべきであるという文献（例えばFoa & Kozak, 1986）に同意している。他の場所

にいると想像したり、恐怖イメージを認知的に歪めたり、最小化したり、あるいは状況の怖くない側面に目を向けることは、エクスポージャーが機能するために必要な恐怖の活性化を弱めるので、行うべきではない。気そらしは短期的には有害ではないかもしれないが、長期的には治療効果を弱める可能性がある。クライエントは恐怖の要素に注意を払い、気そらしを最小限に抑え、不安感を抑えるために不安と闘わないように勧められる（Antony & Swinson, 2000）。この問題は、第7章でさらに検討したい。

　どれくらいエクスポージャーを続けるべきなのだろうか？（第4章で要約した）行動モデルでは、クライエントは不安の波が弱まる（馴化する）まで耐えるべきであると主張する。しかし、自己効力感を高める、あるいは、より多くの安全信号を取り入れることで機能する、と主張するエクスポージャー理論に立てば、不安に耐えられなくなった時のコントロールされた逃避（問題のある逃避戦略を行うのではなく、注意深くそっと抜け出すこと）は許容されるかもしれない（Craske & Barlow, 2001）。しかし、Clark & Beck (2010) は、この考えに疑問を投げかけている。彼らの認知モデルの観点からは、コントロールされた逃避は、その状況の実際の危険度についての誤った信念を強化するかもしれない。そのため彼らは、不安のレベルが下がるまでエクスポージャーを続けることを推奨している。エクスポージャー療法の非常に早い段階で、友人、家族、あるいはセラピストをサポートのために利用することに関しては、エクスポージャーに耐えることを助けるかもしれない。そのようなサポートは、回避行動になったり治療を弱めることになったりしないように、短期間にすべきである。一つのオプションとしては、階層表の中のステップの一つとして、パートナーアシスト・エクスポージャー（partner-assisted exposure）を実際に加えておくことである。

　不安な思考を扱う認知的戦略が、エクスポージャーを持続させるのに役に立つかもしれない。Clark & Beck (2010) は4つの提案を行っている。まず、認知再構成法によって、エクスポージャー状況で、その状況が実際は危険性が低いというより現実的な思考の発展を支持する証拠に気づかせる。次に、リラクセーション訓練が、エクスポージャー中の対処法になる。呼吸法、筋弛緩法、瞑想などがある。時には3つ目のアプローチとして、逆説的志向がある。意図的に恐怖反応を誇張することで、その不合理さを明確にするよう促す。4つ目は、友人あるいは

セラピストに電話をすることであるが、これはかなり慎重に行うべきである。最後に付け加えると、Clark & Beck（2010）は、第4章の考察と一致するが、様々な種類のエクスポージャーを使用することを推奨している。

　認知行動療法では、エクスポージャーを利用している。第2章で論じた行動的メカニズムに立脚するものもあるが、認知的要素を加えることによって、危険についての誤った思考を検証し、それに反証する機会として、エクスポージャーに再注目している。馴化の行動メカニズムが作用しているかもしれないが、認知の変容がCBTにおけるエクスポージャーには加えられている。

◇反応妨害

　Clark & Beck（2010）は、反応妨害とは「不安喚起の文脈において、安全確保反応の行為を抑えようとする治療的介入」（p.251）であると述べている。クライエントが回避や逃避行動を行っているという自覚を促し、こうした行動を抑え、恐怖刺激に曝露され続けることによって、より適応的な行動を行うのに役に立つ。この介入は、特に強迫症の治療で、エクスポージャー療法と一緒に用いられる。その目的は、不適切な対処反応を抑えることにある。人が不安から逃避しようと行動することで不安の活性化に反応しようとする、認知モデルの精緻化段階に当てはまる。

　エクスポージャーの認知的な適用と同じように、反応妨害は主に思考を修正するために用いられる。これは、不安に関する誤った評価や信念に気づき、恐怖刺激に向き合ったり、不安が弱まるまで耐えたりしながら、より適応的な認知に従って行動することで達成される。新しい信念や評価に基づいて行動することによってのみ、クライエントは不安の活性化を変え、認知スキーマに正確に組み込むことができる。

　反応妨害は、恐怖刺激への曝露から逃げることを可能にする、認知的、行動的、感情的反応を同定することから始める。セラピストは、これらについてクライエントと徹底的に話し合わなければならない。クライエントは、自分自身を観察するために行動実験を行い、自分が気づいていない回避反応があるかどうかを見つけなければならない。そして、回避反応を止めることで一時的に不安が強くなるという事実を含め、エクスポージャー療法と反応妨害の理論的根拠を理解しなけ

ればならない。

　Clark & Beck（2010）は、反応妨害を成功させるいくつかの戦略を提示している。1つ目は、逃避行動に耐えている時にクライエントが使用できる、自己教示による対処陳述（self-instructional coping statement）を教える。こうした陳述は、クライエントに介入の利点と、安全確保行動に屈することによるネガティブな結果を思い出させる。2つ目は、不安を感じている時には、競合する活動（competing activities）を割り当てる。頻繁に再保証を求めて友人に質問をする人には、再保証を求めて質問するのではなく、友人がどのように感じているかを尋ねるように指示する。衝動的に手を洗う人には、浴室に向かう代わりにベランダに出るように指示するとよい。

　3つ目の阻止戦略は、逆説的志向であり、クライエントに安全確保行動とは逆のことを行うように指示する。橋を渡ることを恐れている人には、意図的に橋を渡るために、新しいルートを計画するよう指示する。社交不安症の人には、インターネットではなく、電話で商品を注文するよう指導する。Clark & Beck（2010）は、逆説的志向が阻止戦略の中で最も効果的であると確信している。4つ目の戦略は、友人や家族の励ましである。例えば、起きるかもしれない問題について多数の質問をする全般不安症の人には「私はあなたの質問に答えないほうがよいようですね？」と、丁寧に尋ね返してもらうように、友人に求めるとよい。

　Clark & Beck（2010）の認知モデルでは、単に反応を妨害するのではなく、より適応的な対処反応の形成を後押ししている。逃避行動への反応というよりも、自然に不安が低下するようになる反応の形成である。こうした反応の形成の一環として、回避または逃避行動と関連した多くの問題となる信念を同定し、それに挑戦するとよい。

　反応妨害は、基本的な行動的効果があるために、CBTにうまくフィットするが、不適応な思考を同定し、その思考が事実ではないと、実験的に証明する手段としてもフィットする。そうすることで、将来の出来事の評価を変える新しい信念が確立し、一次的脅威モードの活性頻度が減少する。

第6章

弁証法的行動療法とエクスポージャー療法

　認知行動療法（CBT）は、経験的支持とセラピストたちからの高い評価の両方を得ている。しかし、批判がなかったわけではない。多くのセラピストによる不満の声は、CBTは思いやりがなく非受容的で、クライエントが陥っている誤った考えを見つけ出し、そのように考えることの善し悪しを暗示することに焦点を当てている、というものである。認知行動療法は治療関係の重要性を常に認めてきたが（Beck, 2011）、単なる合理的、論理的な作業であるというステレオタイプなイメージで見られている。エクスポージャー療法（ET）について考えてみると、何年も恐怖状況を避けようとしてきた人に対し、必死に避けようとしてきた、まさにそのことを逃げずに行うよう勧めることは、確かに思いやりがないように見える。

　そのため、CBTが役に立つと文献で示されていても、不安を抱えた人は、自分の問題に対するCBTアプローチに落胆しがちである。ダイエットやエクササイズが体重を減らす役に立つことを知っていても、多くの人は嫌な作業を行うことに苦労している。CBT、とりわけETで、多くのドロップアウトが生じていることは驚くことではない。

　極めて強い不安を持つ人にとって、必要な変化を起こすことは難しい。慢性的な自殺行為や境界性パーソナリティ障害（BPD）に苦しむ、より深刻な混乱状態にある人にとっては、なおさら問題である。この問題は、Marsha Linehanがそのような人々にCBTを適用することを考えた際に直面した難問であった（Swales & Heard, 2009）。彼女は、CBTによって得られる変化以上に、そのような人々には徹底的なアクセプタンス（radical acceptance）が必要であることに気づいた。この難問

を解決するために、彼女のプロジェクトは弁証法的行動療法（DBT；Linehan, 1993a, 1993b）へと発展していった。

本章では、DBTの哲学的基礎と、治療モデルへの取り込みについて簡単に要約する。不安症に適用するために、DBTで使用されている主要な治療戦略とスキルについて、とりわけ、それらがどのようにETと関係しているかについて紹介したい。ETがどのようにDBTに取り入れられているかを伝えた後に、DBTの要素を伝統的なETに組み込む提案を行いたい。

DBTの基本原理

Linehanは、深刻で慢性的な精神疾患を持つ人の苦悩をよく理解しており、そのような人たちにより効果的なセラピーを提供する方法を探し求めた。カトリックとしての信仰心によって、彼女はDBTの核となる概念である、徹底的なアクセプタンスについてのひらめき体験を得た。

マインドフルネス

アクセプタンスを完全に理解するため、Linehanは西洋の心理学概念よりも、東洋に関心を向けた。アクセプタンスは、単に達成されるとか達成されないといった理想ではない。今この瞬間に起きていることをアクセプトすることであり、自分が今この瞬間に何者であるかをアクセプトすることを含めた、自分自身をアクセプトすることである。Linehan（1993a）は、今この瞬間のあるがままの人生をアクセプトする禅の哲学を、彼女のセラピーのアプローチに取り入れた。このような状態に到達することこそが、深刻な精神疾患を患っている人にとっての真の課題であると理解した。マインドフルネス（Swales & Heard, 2009）は、この徹底的なアクセプタンスを促進させる一連のスキルを提供するものであり、DBTの至るところでこのスキルを教えるエクササイズが織り込まれている。マインドフルネスについては、後でもう一度議論する。

行動的技法

　東洋思想を基盤としてはいるが、それでもLinehan（1993a）は、熟練した西洋の心理学者である。CBTの支持を得たデータに基づいて、彼女独自のモデルを作り上げている。彼女は認知的技法よりも、行動的技法に焦点を当てた。適応的であれ不適応的であれ、すべての行動は過去に経験した学習の影響を受けていると考えたためである（Reynolds & Linehan, 2002）。例えば、オペラント条件づけはDBTでは大切にされている。もちろん、セラピストは注意深く行動を分析し、特定の人の特定の文脈で強化子（reinforcer）や嫌子（punisher）として何が本当に機能しているか、第一印象で思い込まないように勧めている（Swales & Heard, 2009）。他の第三世代の認知行動療法同様、DBTは行動だけではなく思考にもオペラントの原理を適用している。例えば、自殺についての思考は、死によって感情的苦痛がなくなると考えることで感情的苦痛が和らぐので、負の強化を受けていると考える。

　Swales & Heard（2009）は、DBTではレスポンデント条件づけも利用されていると述べている。例えば、DBTでは不安はトラウマイベント——これはBPDの人の病歴によく見られる——と関連した手がかりの連合によって学習されたと考える。DBTでは、このような学習は他の文脈でも同じように生じると考えるが、不安がレスポンデントに条件づけられたという理解によって、DBTの中にエクスポージャーの役割が与えられた。

弁証法

　Linehanは難問に直面した。これまで見てきたように、行動的技法の目的は変化であり、クライエントをアクセプトすることではない、という重大な意味が含まれている。対照的に、マインドフルネスは徹底的なアクセプタンスを作り出すことができる。しかし、今この瞬間をアクセプトすることを援助するマインドフルネスを教えることは、変化したいというクライエントの望みをアクセプトしないため、アクセプタンスの欠如を露呈する結果になる。彼女はどのように行動変容の技法と徹底的なアクセプタンスを、矛盾なく調和させたのであろうか？

Linehan（1993a）は、世界はジンテーゼ（syntheses）から分離したテーゼ（theses）とアンチテーゼ（antitheses）の連続であると見なす、弁証法的哲学（dialectical philosophy）に答えを見つけた。弁証法はパラドックスのように見える。しかし、これら一見矛盾しているように見える要素は、ある意味、統合可能なものである。このプロセスは、DBTにおいては、セラピストとクライエントの両方が柔軟性とバランスを維持できるように展開している（Koerner & Dimeff, 2007）。

アクセプタンスと変化の弁証法は、Linehan（1993a）の言う「認証（validation）」、すなわちセラピストが、変える必要のある反応を含めてクライエントをアクセプトする中で解決されていく。クライエントの現在の生活状況を考慮すれば、そのような反応は理にかなったものであると見なされ、変化への扉はまだ開かれた状態であるとアクセプトされる。クライエントの対処は、その状況では理解できるものであるとアクセプトされる。より柔軟で適応的な対処方法を見つけるために、変化したいと望んでもいるため、それもまたアクセプトされる。

DBTにおいては、弁証法はすべてを網羅できないほど、様々に展開しているが、クライエントの弁証法、すなわち対立するように見えるが統合する可能性のある機能的側面を紹介する。Moonshine（2008）は「変化は望んでいないけれど、苦痛のままでいることも望んでいない」「良くなりたいけれど、自己破壊行動を続けている」「楽な生活をしたいけれど、つらくなる行為をしている」といった理解に役立つ例を紹介している。このような弁証法が、DBTで指導されるターゲットスキルであり、感情と行動の両極を行き来する弁証法を、境界性パーソナリティ障害の人にとってのもう一つの鍵となる弁証法と見ている（Reynolds & Linehan, 2002）。

生物社会理論と感情への注目

Linehan（1993a）は、BPDの重要な側面として、感情制御システム（emotion regulation system）の広範な障害を考えた。この障害は生物的および社会的システムによって生じ、維持される。生物学的には、BPDの人は他の人と比べて、感情制御困難な中枢神経システムを持っており、そのためより頻繁に強い感情反応を示してしまうと、Linehanは主張している。このような問題を持つ人が、まった

く認証されない環境に置かれた場合、問題が生じることは避けられない。この感情制御の悪さを誤解されたり、不適切に応答されたり、その深刻さを過小評価される可能性がある。多くのBPDの人にとって、幼児期の性的虐待は、認証されない環境の一部である。長期間虐待された結果、感情を効果的に制御できなくなる。

感情制御がうまくできない人は、3種類の経路で影響を受けるようである（Reynolds & Linehan, 2002）。感情的刺激に過度に敏感になる、感情的刺激に強く反応する、刺激された後に感情が元の水準に戻るのが遅い、の3種類である。治療では、より上手にこれらに対処するスキルの学習に焦点が当てられる。不安症の人のほとんどは性的虐待を受けてはいないが、感情調整能力に明らかな問題があることが多い。そして、この能力はエクスポージャーに耐えるのに必要な能力でもある。

広範囲な社会科学的調査からの発想

DBTの源は、心理療法の研究に限定されない。有益な概念や技法を提供する幅広い文献から自由に集められている（Swales & Heard, 2009）。仏教の教えがどのようにDBTの基礎となっているかはすでに紹介したが、Linehan（1993a）は危機管理や社会心理学などの分野からも取り入れている。Swales & Heard（2009）は、クライエントが治療にきちんとコミットメントするために、同じ状況にとどまる可能性が増加するという研究を引用しながら、このことを説明している。BPDの本質とその反応性を考えれば、治療へのコミットメントは、理論的にも理にかなっている。

DBTの要素

弁証法的行動療法は、治療プロセスそれ自体を一種の弁証法と考える。そのため、原則的には体系化されているものの、どのように治療を進めるのかを定めた厳格なセッションごとのマニュアルは存在しない。治療は、新しい情報が明らか

になり、クライエントの生活が変化するにつれ、「アンチテーゼ」に対する「テーゼ」となる。そして、接近と文脈の弁証法的ジンテーゼ（統合命題）へとDBTは進む。DBTの構造を形成する鍵となる要素について、以下にまとめる。

5つの治療の機能

　DBTが開発されるきっかけになったBPDの複雑さを前提に、治療目標の優先順位は、どのようにクライエントの生活の質が脅かされているか、によって決められるが（Koerner & Dimeff, 2007）、DBTの総合的戦略や介入には5つの機能がある（Salsman, 2008）。治療の1つ目の機能は、BPDの背景にあると仮定される生物学的問題、社会的歴史を考えながら、セラピストはクライエントの行動的スキルのレパートリーを拡大し、**行動的スキルの欠如を解決する**。BPDの人は、人間関係、人生、セラピーにさえも失敗した経歴を持っているだろう。2つ目の機能は、**セラピーを妨げる障害を取り除き、有益な行動を強化する**。これはクライエントに対するエクスポージャーと反応妨害による支援にも当てはまる。

　3つ目の機能は、行動的な本質を再度引き合いに出し、クライエントが生活する現実世界への**新しいスキルの汎化を促進させる**。4つ目の機能は、**治療効果を最大限にするように介入する**ことで、クライエントの環境を変化させる。DBTは、ソーシャルワークと隣接する様々な側面を持っている。5つ目の機能は、**セラピストの能力とモチベーションを高める**。大部分のタイプの心理療法において、BPDのクライエントと協同することはひどく消耗することかもしれないが、DBTはこれを見過ごすことはしない。

　こうした幅広い機能は、障害のレベルとそれに関連した治療段階を通して達成される。

4つの障害レベルと治療段階

　DBTの初期の重要な研究の中で、Linehan（1993a）は治療前段階と2つの治療段階を置いた。しかし、彼女は後に（Linehan, 1999）、障害レベルに応じた4つの治療段階に発展させた。BPD以外にもDBTの適用を拡大するためであった。

第6章　弁証法的行動療法とエクスポージャー療法

　ほとんどのCBTで採用される形態と同様、DBTはクライエントとセラピストの双方が治療の目標と方法について合意する、治療前段階から開始される（Koerner & Dimeff, 2007）。DBTにおいて、協同作業はとても重要であり、治療が困難になった時にクライエントが忍耐強くなるように、合意へのコミットメントが重視される。その上で、治療をどこから開始するかは、障害の重症度に応じて決められる。

　レベル1の障害は、最も深刻かつ広範で、行動のコントロールの著しい欠如が特徴であり（Reynolds & Linehan, 2002）、自殺傾向や生命を脅かす事象が最優先事項である（Koerner & Dimeff, 2007）。そのため、第1段階の治療は、それらの深刻な症状に焦点を当てる。階層表には、自殺行動を減らす、治療を妨げるクライエントとセラピストの行動を減らす、生活の質を妨げる行動パターンを減らす、目的を達成するスキルを獲得する、クライエントが取り組みたい他の目標などが含まれる（Reynolds & Linehan, 2002）。これは標準的なDBTであり、ほとんどの研究の中で焦点が当てられている。

　レベル1の障害が「派手な自暴自棄」であるとするなら、レベル2の障害は「穏やかな自暴自棄」であり（Reynolds & Linehan, 2002, p.624）、中心となる問題は、感情の回避とそれと関連する手がかりの回避である。心的外傷後ストレス障害（PTSD）のクライエントは、このレベルの障害の典型例である。第2段階の治療は、苦しまずに感情を体験する能力を高めるという目的を持っている。別の言い方をすれば、第2段階は、クライエントを強い感情やその感情を引き起こす状況に曝露することであり、DBTの中にエクスポージャー療法の立ち位置を与えている（Becker & Zayfert, 2001）。Koerner & Dimeff（2007, p.6）は「DBTは、過去のトラウマに関連したきっかけへの系統的なエクスポージャーを行う前に、適切な生活の質と、行動のコントロールの安定性を保つ、十分なレベルのスキルの獲得を促進させる」と述べている。このようにしながらDBTは、不安そのものではなく、不安な記憶／状況を、その幅広い病理学の文脈へと導いていく。多くの人にとって、エクスポージャーを実施する前に安定性に焦点を当てることには利点があり、DBTの必要性は明らかである。第2段階でどのようにエクスポージャーを用いるかについては、後で考察したい。

　レベル3の障害は、基本的には、クライエントの目標を妨害する行動パターン

であり、就労、教育、結婚についての問題が含まれる。第3段階の治療では、普通の幸せと自尊心の構築に焦点を当てる（Reynolds & Linehan, 2002）。

　レベル4の障害は、生活の質が基本的に満たされているにもかかわらず残っている不全感である。第4段階の治療では、心理的洞察、自己意識の拡張、スピリチュアルな実践を通して、一貫性のある幸福になる能力を高めることを扱う。一般的に、DBTはこのように治療前に査定された機能レベルに従って開始され、外側から内側、顕在的な行動からより心理的な心の健康に向かって進んでいく。治療の戦略は、4つの広範なカテゴリーから選ばれる。

4つの治療戦略

　弁証法的行動療法は、クライエントの示すすべての問題行動に対して、非常にシステマティックであり、変化に必要不可欠な強力な治療関係の文脈の中で行われる（Reynolds & Linehan, 2002）。DBTのモデルは、特定の共通する問題（自殺傾向、危機など）に対して、多くの特異的なプロトコルを持っているが、それらの戦略は一般に4つのカテゴリーに分けることができる。

　弁証法的戦略（dialectical strategies）は、アクセプタンスと変化のバランスをとるように焦点を当てることから始める。この技術は、後に統合される反対の意識に曝露する技術として、治療の中に散りばめられている。メタファーやパラドックスの利用は、技法の一つである。

　コア戦略（core strategies）（Reynolds & Linehan, 2002）には、問題解決戦略と認証戦略があり、治療の中でバランスがとられている。前者は行動療法で広く行われており、不適応行動をターゲットとするエクスポージャーが含まれている。DBTでは、問題状況の解決策を探す前に、行動が分析され、そしてアクセプトされる。

　問題解決戦略による変化は、アクセプタンスによってバランスがとられ、認証戦略を通して遂行される。DBTにおいて認証は、セラピストがクライエントをアクセプトし、それがクライエントに効果的であると伝えることを通して生じる。認証の大部分は、無条件の積極的関心とラポールの構築という、基本的な治療スキルの中に見られるが、言葉にはならないクライエントの「深い」アクセプタンスへと進んでいく。過去の学習と生物学的資質を考慮してクライエントの状

況を理解することは、治療においてクライエントをセラピストと同じ立場であると扱うことである。これも認証の一つの形態である。

コミュニケーション戦略（communication strategies）は、DBTにおいては2つの側面があり（Reynolds & Linehan, 2002）、繊細なバランスがセラピストに要求される。コミュニケーションへの基本的な取り組みは相互的であり、クライエントのアジェンダに温かく熱心に応答する。しかし、クライエントの隠された思い込みを扱ったり、クライエントの行動の見落とされていた意味を引き出すためには、時として、ユーモアや、ちょっとした挑発といった非礼な態度が利用される。Reynolds & Linehan（2002, p.626）は、もしクライエントが「私は自殺するつもりです」と述べたら、セラピストは「でも、あなたはセラピーからドロップアウトしないと同意したと思っていました！」と返すことであると述べながら、この戦略を説明している。治療において最大の変化を達成するために、相互コミュニケーションのバランスを巧みにとる必要がある。

ケースマネジメント戦略（case management strategies）は3つあり、セラピストはセッション外の相互作用が必要になる。クライエントへのコンサルテーション戦略は、文脈をクライエントに適応させるのではなく、文脈に上手に対処する方法をクライエントに教える、という原則に準拠する。時には、クライエントを守るため、あるいはクライエントの影響力が欠けている領域を支援するために、セラピストはクライエントの環境で行動することが要求される（環境への介入）。最後は、セラピストへのコンサルテーション戦略であり、定期的にスーパーバイザーやコンサルテーションチームとミーティングを行うことをセラピストに求める。これは、セラピストが最初の2つの戦略のバランスを適切にとることを助ける働きをする。

4つの治療モード

Linehan（1993a）は、標準的なDBTの4つの核となる要素を表現するために、「モード（mode）」という言葉を使っている。

最初の、そして基本的なモードは、外来の個人心理療法であり、個人セラピストはクライエントの治療チームのリーダーとしての役割を果たす。個人療法は毎

週行われるが、状態が安定しない間はもっと頻繁に行われる。同様に、セッションは伝統的な50分より長くなる時もあるのが普通である。個人療法に参加していることが、他のモードに参加する必要条件である。

　弁証法的行動療法は、スキル教育を行うことでよく知られているが、この課題の大部分はスキルトレーニング・グループで行われる。それは個人療法で自殺行動やボーダーライン的行動に、集中して取り組むことができるようにするためである。スキルは、毎週2時間から2時間半（または週2回の1時間セッション）の心理教育グループに参加することで指導される。このグループは、個人療法のセラピストに主導されていないことが望ましい。ここでは、マインドフルネス、対人関係、感情調節、苦悩耐性という、4つの主要なスキルのモジュールが導入される（次のセクションでこれらを詳しく扱う）。グループのための詳細なガイドラインは、Linehan (1993b) のグループリーダー用に広く利用されているマニュアルで見ることができる。スキルを習得できたら、クライエントは支持的プロセスグループに移ってもよいが、個人療法には参加しなければならない。

　いくつかの重要な理由から、DBTではセッション間に個人セラピストがクライエントに電話をすることを推奨している (Linehan, 1993b)。これは自殺未遂や自傷行為に対処するということ以上に、危機に対処するための有効な方法をBPDの人に教えるためである。電話は、クライエントの環境で使用すれば、行動的スキルを汎化させる助けにもなる（そしてDBTの文脈の中でのエクスポージャー療法には、クライエントが電話によってエクスポージャーを克服するという要素も含まれている）。さらに、Linehanはセッションの中で衝突や誤解が生じた際に、電話によってクライエントとセラピストが和解する機会が提供できると考えている。

　最後に、DBTはボーダーラインの患者のために開発されたということもあり、セラピストは定期的にケースコンサルテーション・ミーティングに参加することが強く推奨される。BPDの人は、治療法を変更すべきではない時に変更しようとセラピストに強い圧力をかけるかもしれない。もしくは柔軟であったほうがよい時に、融通がきかない反応をするかもしれない。コンサルテーショングループは、難しいBPDの人々とともに働くセラピストに、支持と助言を提供してくれる。

4つのスキル

Linehan (1993b) は、精神的苦痛や行動問題を克服するのに必要なスキルを、4つの領域に整理している。Moonshine (2008) の最新の短いサマリーが参考になる。DBTにおけるエクスポージャー療法についての議論を行う前に、簡潔に取り上げたい。

◇コア・マインドフルネス・スキル

Linehan (1993b) は、これを「コア (core)」と呼んだ。なぜなら、DBTにおいてまさに中心的だからである。彼女は、人は3つの「心 (mind)」のうちの1つの状態にあると考えた。「理性的な心 (reasonable mind)」は、合理的、計画的に考え、自分の計画に対して冷静であり慎重に考えている時の状態である。「感情的な心 (emotion mind)」にある人は、感情が自分の思考を主にコントロールし、認知は「熱い (hot)」。弁証法に従えば、これらの両極は「賢明な心 (wise mind)」に統合され、思考と感情を受け入れるだけではなく、ある程度の直感が加えられる。このバランスは、マインドフルネスを通して達成される。

BPDの人と心配症の人には、過去や未来に生きるという傾向、すなわち過去の恐怖を避けたり、未来に不快な出来事が生じないよう心配する傾向が共通して認められる。したがって、両方のグループにとっては、現在に注意を向けることが有益である。

マインドフルネスの**「把握」スキル**("what" skills) は、現在の瞬間を意識し関与する感覚を育てる役に立つ。どのようにいつも物を食べているかを考えてみよう。私たちは考え事や環境に気をとられ、実際には食べている物をほとんど味わえてはいない。したがって「把握」スキルの第一歩は、それを変えようとはせず——たとえ（不安な考えのような）不快なものであっても——今何が起きているかを観察 (observe) することである。次に、単に「怖い」と言うだけではなく、お腹の中の感覚を描写するように、出来事を描写する (describe) スキルを学習する。最後に、自意識過剰にならず、進行中のその瞬間に関与する (participate) ことを学ぶ。

マインドフルネスの**「対処」スキル**("how" skills) は、クライエントが胃の感覚は

良いとか悪いといった判断をせずに、注意を向け、描写し、関与することを可能にする。また、注意を分散するのではなく、心に焦点を当てることで、その瞬間に1つのことにだけ注意を向けることを学ぶ。最終的に、マインドフルネスは「正しい」と主張するようなことを行うのではなく、役に立つことを行うことが効果的である、ということを意味する。不安な人が、たとえ怖くても、途中で不安な感情や感覚に気づいても、関係を深めるという目的のために友人宅に夕食に行くというようなことである。

◇対人関係スキル

　Linehan（1993b）は、BPDの人は適切な対人関係スキルを持ってはいるが、正しいスキルを正しい状況で使用することが困難であると理解していた。この2番目のスキルは、焦点はやや異なっているものの、アサーションや対人問題解決スキルと類似している。DBTでは、「有効性（effectiveness）」とは「望む変化を手に入れ、関係性を維持し、自尊心を保つ」（p.70）ことを意味する。このスキルによって強調される基本的な弁証法は、強力な直面化と、完全な葛藤の回避の間を行ったり来たりする動き、つまり、いつアクセプトしいつ変化させるか、を理解することである。緊張の一部は、人間関係を早期に終わらせようとする傾向であり、この傾向は他の領域のスキル欠如（人間関係の苦痛に耐える力の欠如、怒りや欲求不満の感情調節の困難、判断せずに今この瞬間に関与するスキルの欠如、人間関係の葛藤を切り抜けるために必要な問題解決スキルの不足）のために生じるのかもしれない。

　ここで教えられる実践的なスキルは、その頭文字をとり「DEAR MAN」と呼ばれている（Linehan, 1993b）。判断せずに状況を描写する（Describing）、その状況についての感情を明確に表現する（Expressing）、望みを主張する（Asserting）、協力してくれる人を強化する（Reinforcing）、気をそらさずにその状況の目標にマインドフルになる（staying Mindful）、自信を示す（Appearing）、必要であれば交渉する（Negotiating）、という意味である。このようなスキルは、ほとんどそのまま社交不安や内気な人に使用することができ、人と会う、就職面接に行く、給料を上げてもらうよう頼むといった、不安が喚起される状況に曝された時に、自信をつけることができる。これらのスキルは、特定のタイプの恐怖へのエクスポージャーの効果を高めてくれる。

◇感情調節スキル

　Linehan（1993a）の生物学、そして生育歴に基づく感情脆弱性モデルについてはすでに述べた。この理論によって、個人の感情調節の無効化を認証し、この問題を克服するスキルを教育する道が開かれた。Linehan（1993b）は、BPDの人にこれらのスキルを教えることは困難を伴い、感情的な自己認証（emotional self-validation）の文脈で行われなければならないと明確に述べている。

　このモジュールで教えられるスキルには、感情を同定しラベルづけをする、感情を変える障害を同定する、「感情的な心」に向かう脆弱性を減らす、ポジティブな感情的出来事を増加させる、感情と反対の行動をとる、苦悩耐性技法を適用する、がある。この最後のスキルは、後述の第4のモジュールが本質的には感情調節の一部であることを示している（Swales & Heard, 2009）。

　感情調節の別のスキルとして、現在の感情に対するマインドフルネスを高めること（Linehan, 1993b）があるが、これはエクスポージャーと関連する。クライエントは、判断したり、遮ったり、抑えたりせずに、感情とともに今この瞬間にとどまるようにマインドフルネスを用いることが教えられる。人は現在の感覚を「悪い」と判断すると、感情的な動揺を生じさせる二次的感情を引き起こす。これは不安に共通するプロセスである。なぜなら、その感覚を「不安である」と評価すると、ほとんどの場合「恐怖の恐怖（fear of fear）」を引き起こす。この不安の感覚は、パニック発作や嘔吐発作が起きるという予期を生むかもしれない。したがって、このスキルはパニック症あるいは全般不安症の人と、重要な関連性がある。

◇苦悩耐性スキル

　ほとんどのメンタルヘルスの実践は、クライエントの苦痛な感情や不幸な環境をなくすというような、不快を取り除くという考えのもとに構築されている。しかし、Hayes, Strosahl, & Wilson（2011）は、この考え方が誤っているという説得力のあるケースを示しながら、アクセプタンス＆コミットメント・セラピーの著書を執筆し、生活の中で苦しみは避けられないものであると述べている。ところがLinehan（1993a, 1993b）は、もっと早い段階からこの問題を認めていた。Linehanは、苦悩に耐える力がマインドフルネスの完成であると考えた。そして、宗教や

スピリチュアルの伝統を認めることは、苦しみは避けることができないと理解することであり、それを避けようとするのではなく、うまく耐えることが鍵であると考えた。そのため、苦悩に耐えてアクセプトすることが、メンタルヘルス上の重要な目標となった。

苦痛に耐えるということは、状況や感情を変えようとするのではなく、評価しないやり方で、自分自身や状況をアクセプトするということを意味する。DBTでは、このスキルは危機が訪れた時に、危機や生活への対処に焦点を当てる。このモジュールでは、2つのスキルセットが教えられる。第1のセットには、危機に対処する能力を高めるスキルが含まれ、気をそらす（distraction）、自分をなだめる（self-soothing）、今この瞬間を改善する（improving the moment）、長所と短所の両面を考える（thinking of the pros and cons）がある（Linehan, 1993b）。

第2のスキルセットは、よりエクスポージャー療法と関連しており、アクセプタンスのスキルを含んでいる。ここには、深い部分からの完全なアクセプタンス（徹底的アクセプタンス）、あるがままの現実をアクセプトすることを選ぶ、ウィルフルネス（willfulness）からウィリングネス（willingness）に移るといった、Gerald May（1982）によって導き出された概念がある。**ウィリングネス**とは、人は自分より大きなプロセスの一部であり、そのプロセスの中で生きるようにコミットする、と理解することである。これはスピリチュアルもしくは宗教的信念から得られるかもしれないが、生きることそれ自体の実存的な理解によっても得られる。対照的に、ウィルフルネスとは、コントロールできないことをコントロールしようと闘うことである。このように、ウィリングネスは降伏することではなく、受け身的なスタンスをとることでもない。なぜなら、その瞬間に起きていることをアクセプトすると同時に、破壊的な力に逆らって立つことが必要だからである。

一般に、不安な人は不安の感覚や思考を体験することを避けるため、自分たちの環境をウィルフルにコントロールしようとする傾向があるが、これはエクスポージャー療法を吟味する上で非常に重要なポイントである。エクスポージャーは、不安の感覚や思考が弱まるように、そのままにしておくことを求めるが、コントロールしようとせずに、そのままでいる明確な合理的理由はないようである。苦悩耐性は、エクスポージャーによって生じた感情と闘う傾向を減少させる心構えを提供してくれるし、エクスポージャーをより実行可能なものにしてくれ

る。馴化は生じるだろうが、それはもはや目的ではなく、生活の中で生じる自然な不快感をアクセプトする学習から付随した利益にすぎない。

　完全なDBTモデルを利用せずに、DBTのスキルを教えたいと考えているセラピストは、McKay, Wood, & Brantley（2007）の示した4つのスキルグループのエクササイズを調べると役に立つだろう。次に、DBTの中のエクスポージャーの立ち位置について、より具体的に考えてみたい。

DBTとエクスポージャー療法

　DBTの多くの概念、戦略、技法は、エクスポージャー療法と関連しているが、エクスポージャーはDBTの明確な技法でもある（Linehan, 1993a）。エクスポージャー療法を支えるために、いつ、どのようにDBTの要素を「借りてくる」かを述べる前に、DBTの全体的な計画の中で、どのようにエクスポージャー戦略が使用されているのかを紹介する。

DBTの中のエクスポージャーに基づいた手続き

　DBTにおいては、エクスポージャーは恐怖や不安だけではなく、広範囲のネガティブな感情と関連していると考えられている（Linehan, 1993a；Swales & Heard, 2009）。罪悪感、羞恥心、怒り、その他の感情は、エクスポージャー・スキルを通して変容される。DBTに正式なモジュールはない。ただし、心的外傷後ストレス障害（PTSD）、特に性的虐待の人に対する第2段階の治療は例外である。もっとも、このようなケースにおいては、DBTの手続きは他の十分に発展したエクスポージャー・モデルに置き換えることができるとLinehan（1993a）は述べている。Swales & Heard（2009）も、DBTはセッション内で生じた感情を扱うためにエクスポージャーを使用すると述べている。DBTはセラピストとクライエント双方に、話題を変えるといった回避行動を行うのではなく、その瞬間に生じている感情にとどまることを推奨している。

　Linehan（1993a）は、治療全体にエクスポージャーを組み込んだが、5つの基本

的なステップがあると述べている。それらは、感情反応を引き起こす適切な刺激を探す（第1ステップ）、感情反応を強化しない（反応妨害が潜在的に含まれている）（第2ステップ）、回避や逃避行動を妨害する（第3ステップ）、と続く。イメージ・エクスポージャーにおいても、クライエントが現在にとどまり、注意が途切れたり、恐怖を避けたり、羞恥心を隠すなどによって、感情を回避しないように指導する。そして、思考プロセスに対する注意と配分のマネジメントを行い（第4ステップ）、エクスポージャーが功を奏するように十分に長く、頻繁に行う（第5ステップ）。このようなステップから分かるように、DBTではクライエントのコントロール感を高めることが重要であると考えている。

DBTにおいて、エクスポージャーを成功させるためには、クライエントの協同と賛同が重要である。Linehanは、エクスポージャー中の感情への耐性を、脅威刺激に曝露した時に体験する感情を変える作業にまで広げている。そのため彼女は、その状況は実際はそれほど恐れるものではないと脳に伝えることを促進するために、クライエントに恐怖とは反対の姿勢や表情をすることを勧めている。感情を体験している最中は、パニックになったり恥ずかしがったりする姿勢をとらずに、その瞬間をより現実的に反映した感情を表出する、違った姿勢をとるように教えるとよい。

エクスポージャー（Linehan, 1993a）は、トラウマや不安の原型を再現しないように行い、安全についての新しい情報を付与するべきである。例えば、犬に対する曝露を上手に行うためには、その犬は人を噛まないということが必要である。さらに、問題となる感情が喚起されるように、エクスポージャーの状況は、問題となる文脈と一致していなければならない。Linehanは、低い強度から高い強度へと移行する段階的エクスポージャーを推奨している。これまでに述べたように、効果的なエクスポージャーの鍵は、十分な量のネガティブな感情を引き出し、クライエントが回避行動をせずにエクスポージャーを行い、不快な感情の低下を感じるまで続けることである。

DBTでは、エクスポージャーはネガティブな感情を引き起こすので、他のエクササイズの一部にもなる。例えば、誰かに「いいえ」と言うことは、不安感や罪悪感を引き起こすかもしれない。そのようなエクスポージャーは、対人関係スキルの学習に使用できるかもしれない。マインドフルネスは、その瞬間に不快感

のままで不快感をアクセプトすることであるため、エクスポージャーが自然に生じる。しかし、逆もまた真である。感情を受け入れることを学ぶことで、エクスポージャーに耐える力が高まる。エクスポージャーとマインドフルネス・エクササイズは、一緒に用いることで一体となって機能する。

エクスポージャー療法の効果を高めるためにDBTを取り入れる

　弁証法的行動療法は、BPDと自殺未遂行動に有効であることが証明され、物質乱用、神経性過食症、過食性障害、老年期うつ病に対しても、有効性を支持する研究がある（Koerner & Dimeff, 2007）。PTSDにも有効であるが、アウトカム研究のデータでははっきりしていない（Cahill, Rothbaum, Resick, & Follette, 2009）。不安を抱える人の助けになる可能性もある。例えばMarra（2004）は、不安症状にDBTのスキルと戦略を適用することで恩恵が得られる、有用なワークブックを執筆している。このセクションでは、Becker & Zayfert（2001）が開発した、PTSDのためにDBTを従来のETに統合したモデルについて検討し、さらに、その他のDBTがETと反応妨害（RP）の効果を高める方法についてまとめる。

◇DBTによるCBTに基づいたエクスポージャーの補完

　弁証法的行動療法は、もちろん不安症のために考案されたものではなく、不安症の大部分は、DBTの主要な治療ターゲットであるBPDや慢性的な自殺傾向ほどに深刻なものではない。強い不安に苦しんでいるほとんどの人にとって、DBTの集中的な治療やすべてのスキルは必要ない。しかし、不安はBPDの一部であることが多いため、BPDのいくつかの激しい症状が併存する不安症を除外するものではない。心的外傷後ストレス障害は、最も重篤な不安症スペクトラムの一つであると言われており、DBTのアプローチを使用しながら治療されてきた。DBTのスキルによる恩恵を受ける可能性の高い診断名である。

　Becker & Zayfert（2001）は、伝統的なエクスポージャーを基礎にするPTSDの治療と、DBTを組み合わせたモデルを開発しているが、DBTによるETの補完法について概観したい。著者らは、鑑別診断を行うことから始めている。PTSDのクライエントがBPDを併存すると診断されると、その人は、可能であればDBTの

プログラムへと紹介される。そしてDBTのプログラムを完了したら、PTSDの治療グループに戻ることが求められる。もし、そのようなプログラムがクライエントの近くで利用できない場合は、そのグループは、DBTの第1段階に限定した治療が提供される。この第1段階に限定した治療は、自らの環境に適応的に機能しようと苦闘している重症のPTSDにも、この段階の目標――自殺関連行動の減少と適切な感情調節――が達成されるまで提供される。さらに、第1段階はエクスポージャーに耐えられるようになる機能を高める役に立つので、その後はエクスポージャー療法を用いた従来のCBTプログラムへと戻していく。その際も、DBTのいくつかの要素とスキルは統合可能である。著者の考えをもう少し紹介する。

◇エクスポージャー療法を向上させるDBTのスキル

　まず、DBTのスキルとクライエントへの教え方を知ることで、エクスポージャー・エクササイズを課すセラピストの自信を深めることができる。なぜなら、エクササイズを行う時にクライエントをサポートする技法や、クライエントがエクササイズを遂行する際に生じる苦闘に耐えるための技法が、数多く存在するからである。DBTの技法を利用する認知行動療法家は、アクセプタンスと変化の間の弁証法として治療を見ることで、利益を享受できる。そのためには、アクセプタンスとクライエントの認証に、しっかりと焦点を当てることが必要である。ETとRPを含む多くのCBTの戦略は、苦闘しているクライエントを無効化（invalidating）していると見なされやすい。DBTについて自覚をしておくことで、クライエントの心配や、不安な状況を回避しようとする傾向を、意識的に認証する助けになる。認証する特定の形態としては、治療マニュアルに従うように固執するのではなく、（愛する人の死や転職のような）今生じている現在の問題に取り組む柔軟性を示すことである。

　すでに述べたように、それでもエクスポージャーは無効化されやすい。そのためBecker & Zayfert（2001）は、エクスポージャーに先立って、決断分析（decision analysis）の必要性を強調している。決断分析では、まずクライエントに回避の利点を評価させ、回避をコーピング戦略として認証し、その後で、回避と逃避行動のネガティブな効果に目を向けさせる。このような分析は、エクスポージャーに

まつわるクライエントの戸惑いを扱うために、セラピー全体を通して適用される。さらに彼らは、セラピスト自身がストレスに対処し、エクスポージャーについての倫理をチェックするために、他の専門家に意見を求めるというDBTの協同モデルを適用することを勧めている。加えて、セッション間の電話による会話は、エクスポージャー・スキルの日常生活への汎化を促進させる助けになるという、Linehan（1993a）の主張に賛同している。

Becker & Zayfert（2001）は、DBTと同じように、エクスポージャーは修得すべきスキルであり、単なる技法であるとは考えてはいない。マインドフルネス・スキルは、クライエントを不安に上手に注意を向けることができるようにするし、エクスポージャーにも上手に耐えることができるようにする。徹底的アクセプタンスを高めるスキルを教えることで、クライエントが上手にエクスポージャーの苦痛に耐え、回避や逃避を行わないための準備になる。

マインドフルネスは、エクスポージャーを行っている最中に、最も有益なスキルである。エクスポージャー中に不安から気をそらすことは、実際はエクスポージャーの効果を妨げることになるだろう。マインドフルに耐えることで、エクスポージャーがより効果的なものになる。マインドフルネスを教えるのに役立つエクササイズとして、クライエントがすぐに思考の焦点を移さずに、今この瞬間の体験に注意を向けることを教えるMcKayら（2007）の手続きが利用ができる。例えば、クライエントに、リラックスして目を閉じ、ゆっくり呼吸をするよう求める。その後ペパーミントを渡し、その味、身体感覚、音に注意を向けさせ、その間、判断せずに感情反応を注意深く観察させる。それから、考えにマインドフルになり、環境の中の１つの物体にマインドフルになり、現在に焦点を向けながら、思考の流れとともに活動を行う。注意がさまようことは、生活や感情を、妨げられることのない流れとして体験するスキルを発達させる役に立つ。このスキルはエクスポージャーをうまく行うための能力でもある。

苦悩耐性は、マインドフルネスと関連した別の種類のスキルであり、エクスポージャーの助けになる。Linehan（1993b）が言及したように、賢明な心をアクセプトすることである。役に立つスキルとしては、今この瞬間を向上させることを学ぶために、リラックスする光景をイメージする、今この瞬間の意味に気づく、耐える強さを求めて神、至高の存在、自分の賢明な心に心を開く、リラックす

る、1つの瞬間には1つのことだけを考える、などがある。これらは、エクスポージャーの苦痛に対処する方法となる。自分をなだめるスキルも、一般的にはエクスポージャーや生活の最中に、感情をマネジメントする能力を促進する。見ること、聞くこと、味わうこと、触れることの中に、素晴らしさを発見し作り出すことを通して、感覚を落ち着かせる。これらを促進させる活動には、キャンドルの炎を見る、穏やかな音楽を聞く、花のにおいを嗅ぐ、好きな食べ物や飲み物を味わう、泡風呂に入る、などがある。エクスポージャー中にこれらを行うことはできないが、エクスポージャーを行う苦痛からの息抜きができるし、苦痛を未然に防いでくれる。

締めくくり

　Linehan（1993a）のモデルには、明らかにエクスポージャー療法が含まれており、目立たない形で反応妨害が強調されている。それでも全体としては、このアプローチは不安の問題に苦しむ普通の人のニーズを超えているようである。きちんとした最初のアセスメントによって、BPD、他のパーソナリティ障害の重篤な行動と関連した症状、自殺の危険性、発達障害の問題を評価する必要がある。仮に単一恐怖症であっても、より重大な問題を除外できない。もし慢性的で重篤な行動が明らかになれば、DBTが優れた選択肢となる。恐怖症にエクスポージャーを行うだけよりも、さらに有益なものとなるだろう。

　不安症スペクトラムの中で、PTSDは最も重篤であり、BPDと重なり合う部分が最も大きい。エクスポージャーをもとにしたCBTを行う前に、DBTが必要であるなしにかかわらず、前述したBecker & Zayfert（2001）の綿密な戦略が、有益な指針を提供してくれる。さらに、より重篤な診断が下されてはいなくても、エクスポージャーのスキルが欠けている人がいる。セラピストはこうした欠損を同定し、従来のETとRPのしっかりとした基礎を構築するために、関連スキルを教えるほうが望ましい。その意味では、DBTの要素は、ETを行う前の有益な初期治療段階の形成に役に立つだろう。

　しかし、不安症の範囲は広いため、このような包括的な治療に関する研究はほとんどない。その要求もほとんどない。それでも、マニュアル化されたプログラ

ムに頼るだけではなく、変化を促進するメカニズムに焦点を当てることに関して、言えることがたくさんある。このアプローチは、DBTのいくつかの鍵となる要素を、診断的なスペクトラムを超えた、すべての不安の治療に組み込む道を開いた。回避による不安のコントロールから、苦痛の徹底的なアクセプタンスと、人生における正常な不快のマインドフルネスという、哲学的な転換こそがこの中核をなしている。不安を抱えたクライエントのより注意深いアクセプタンスと、その人が現在の状況でベストを尽くす努力について、言えることがたくさんある。これまで見てきたように、認知行動療法はかなり無効化させやすい。弁証法的行動療法は、不安以外の感情へのETと、気分が悪くなる副作用によって生じる二次的感情への道も開いた。これは特にパニック症において当てはまる。DBTの大部分のスキルは、単に恐怖をコントロールすることを教えるだけではなく、クライエントのより良い人生を促進させる。そして、それらのスキルは、クライエントが屈することなくETをやり遂げる助けにもなる。例えば、対人関係で生じる有効性の感覚は、新しい社会的状況へのエクスポージャーを促進し、クライエントがより良い幸せな生活を想像する助けになるだろう。

　実際、DBTによって改善される側面の一つは、クライエントにより良い生活への注目を促したことである。次は、アクセプタンス＆コミットメント・セラピーにバトンを渡し、不安を抱える人の可能性を豊かにする、新しい世代の認知行動療法の領域へと進みたい。

第7章

アクセプタンス＆コミットメント・セラピーと
エクスポージャー療法

　エクスポージャー療法（ET）は、過剰で不適切な不安を経験する人に大きな希望を与えるが、それは簡単な仕事ではない。エクスポージャー療法は効果的であるが、セラピストとクライエントの両方に大きな課題を与えている。クライエントにとっては、まさに脅えていることそのものを行うよう求められること、すなわち恐怖を感じることに真正面から向き合うよう求められることは、怖いことである。結局のところ、もし最初から恐れていることに直面することを嫌がらなかったのであれば、彼らはセラピーの場にはいなかっただろう。不安とは、恐れている物／状況／思考を回避することに関するすべてである。不安に向き合う動機づけとは何なのだろうか？　治療からのドロップアウトは、多くの不安を抱えた人の心の中にある起こりやすい選択肢である。

　セラピストにとっては、クライエントをETに傾注させ、エクスポージャーという大変な仕事を行うよう動機づけるという難題が生じる。このような難題によって、ETの成功率は下がってしまう。なぜなら、もしセラピストとクライエントのチームが荒れた海を上手に航海できなければ、エクスポージャーは完遂されることはないし、機能しないからである。それでは、不安を抱える人に対して、一生懸命に避けようとしているものに直面するよう、どのように励ませばよいのであろうか？　その人は、いくつかのことを心配し、回避しているのかもしれないが、少なくともそうすることで、恐れているものはおおむね避けられる。しかし、感情的な苦しみからそのようにして逃げることの代償は、あまりに大きいことを私たちは知っている。これが、不安な人が結局セラピーに来る理由である。不安を避けようとすれば、最も苦痛なスパイラルの中で、より大きな不安になる

だけである。

　第1章で論じたように、「純粋な」ETは有効性が示されてはいるが、この行動的技法に広い文脈を与えることで、その有効性を高めることができる。私たちは、エクスポージャーを行うようクライエントを勇気づけ、エクスポージャーに耐えている時にクライエントを支える認知理論的根拠を提供することで、認知行動療法（CBT）が純粋な行動的バージョンのETを補う様を見てきた。マインドフルネス・アプローチも、不安を感じることや、不安な状況に直面する脅威を減少させるため、CBTと組み合わせて使用できる。弁証法的行動療法（DBT）の発展の中で、不安はその中心にはなかったが、DBTでは、不安を引き起こす出来事に上手に直面させる能力をクライエントに身につけさせるという治療的文脈の中に、マインドフルネスを位置づけている。

　私たちは今、アクセプタンス＆コミットメント・セラピー（ACT、「アクト」と発音されている）にたどり着いた。この治療の理論とアプローチは、もし～だったらどうしよう（what if）をアクセプトするウィリングネスを高めることに焦点を当て、問題のある不安に特徴的な、体験の回避（experiential avoidance）をやり過ごすことを強調するという点で、不安を抱える人にとってほぼ理想的なものになっている（Batten, 2011）。DBTによって生み出された、コントロールと努力を要する認知的な感情調節からの脱却という転換は、ACTの中心である（Eifert & Forsyth, 2005）。アクセプタンス＆コミットメント・セラピーはCBTの歴史を基礎にし（それゆえ行動療法の「第三の波」の一部である）、CBTに改良を加えている。

　Eifert & Forsyth（2005）は、統制とコントロールに焦点を当てる主要なCBTの意味を紹介しながら、ACTがどのように不安の治療を扱っているかを説明している。クライエントは多くの場合、不安という「症状」を問題と見なし、単にそれを取り除くことを希望してセラピーに現れる。多くのセラピストは、これらの症状は不安と関連した苦痛が原因であることに同意する。対照的にACTでは、価値（values）に沿って生活をする、人のより大きな問題を強調し、症状はクライエントをこのような重要な目標の追求から逸脱させると主張している。

　Eifert & Forsyth（2005）は次に、どのようにして不安が症状として機能しなくなるのかを説明すると同時に、障害の定義を説明している。彼らによれば、頭痛は障害ではなく、その背後で何か悪いことが起きていることを示唆する症状であ

る。偏頭痛、副鼻腔の問題、あるいはその他のプロセスである。同様に、もし不安が症状であるならば、それは何か厄介なプロセスの兆候であり、不安そのものが障害ではない。こうした見解を踏まえ、ACT は正常な不安感情を不安症のような非常に苦悩に満ちたものへと変えるプロセスに焦点を当て、不安感情や思考それ自体ではなく、そのプロセスをターゲットにする。

CBT と ACT の差異に関する、Eifert & Forsyth（2005）の 3 番目の指摘は、CBT は特定の不安症に対して特定のアプローチが必要であると考えるが、ACT は表面上は異なった不安症に共通する重要な側面について指摘した、最近のエビデンスを考慮に入れている。例えば Barlow ら（2004）は、すべての不安症に共通する中核的な特徴を見つけているが、これは CBT のセラピストでさえ、不安症スペクトラムの治療に類似点を見つけ始めたことを意味する。しかし、アクセプタンス＆コミットメント・セラピーは、初めからそれを行っている。最後に、CBT のアプローチでは、統制やコントロールを通して不安を克服しようと努力していると述べたが、ACT ではこれは必要ではなくむしろ害になると考えている。もっとも、ACT のアプローチは単なる症状の解消ではなく、より良い生活状況を築き上げることに焦点を当てているものの、CBT の一部を保持している（特にエクスポージャー・エクササイズを含んでいるし、回避行動や逃避行動を強調している）、と Eifert & Forsyth は強調している。

ACT は不安症スペクトラムを超えて役に立つが、これまでほど診断を強調しない（Hayes ら, 2011）。むしろ、不安の原因となる共通のプロセスを指摘している。中心的なプロセスは体験の回避であり、それは不安な感情やそれに関連した思考やイメージといった、不快なものに対する努力を要する回避である。これは最初に説明した逃避や回避行動の概念と、うまく合致している。そして、怖いものに対してだけではなく、不安や不安な感情それ自体に対するエクスポージャーの適用へと道を開いている。このアプローチは、ET の適用を全般不安症にまで広げている（Roemer, Orsillo, & Salters-Pedneault, 2008）。「もし〜だったらどうしよう（what-ifs）」という心配の感情を回避しないことを学ぶことで、そうした感情を小さくすることができるだろう。

最も重要なことは、ACT は効果があるということである。Hayes ら（2011）と Batten（2011）は、不安を含めた心理的な問題の治療に、ACT が有効であることを

示した研究をリストアップしている。特にHayesらは、治療的応用だけに限らず、その理論が全体としても部分としても経験的支持を得ていることについて詳細に述べている。Antony (2011) のようなCBTの忠実な支持者でさえ、このアプローチにメリットがあることを理解している。もっとも彼は、概念の多くに顕著な重複があることから、CBTのような確立されたアプローチと、どのように違うのかを明らかにするために、もっと調査することが必要であると警告している。しかし、Eifert & Forsyth (2005) は、自身の研究室における研究から、標準的なCBTと比較して、ACTを改良したCBT（ACT-enhanced CBT）アプローチが、特にエクスポージャーの領域においてドロップアウトを減少させると述べている。その理由は、ただ不安から解放されるということを超え、必ずしも不安感情を変えたり取り除いたりすることではなく、より大きな人生の目標の追求を促進するという目的を持つためであろうと述べている。

　ACTがエクスポージャー療法の主要な障害を克服し、CBTによる不安の治療を改善し、体験の回避を減らすのに役立つアプローチを提供するとすれば、それはどのようなものなのか、特にエクスポージャーと反応妨害は、どのような役割を果たすのかを検討することが最も重要である。そのために、まず手段としてのACTを要約し、不安にどのように適用されているかを検討し、エクスポージャーがどのようにACTで用いられているかを調べ、それから、ACTに関連する概念をどのように伝統的なETのアプローチに取り入れることができるかを紹介したい。

ACTの概要

　ACTを要約することは難しい。なぜなら、Hayes (2005) が明示したように、ACTは治療パッケージではなく、人間の機能と変化に関する全体的なモデルだからである。ACTと関連する一連の技法は存在するものの、モデルの研究には、病理の本質についての基本的なプロセスから、治療結果の変容プロセスまでのすべてが含まれる。本書では、Hayesら (2011) によるACTの基礎的研究の最新版を中心に引用するが、興味を持たれた読者は、その著書からACTを詳細に学ば

れることを勧める。もし簡単な入門書であれば、Batten (2011) の著書が役に立つ。それではまず理論的基礎を簡潔にレビューし、次いで治療アプローチの基本を要約する。

ACTの基礎

　これまで述べてきたように、ACTは単なる治療技法の集合体をはるかに超えている。それは強固な基礎理論である、2つの中核的要素——機能的文脈主義 (functional contextualism) と関係フレーム理論 (relational frame theory：RFT) ——の上に構築されている。簡単に紹介したい。

◇機能的文脈主義
　機能的文脈主義とは、ACTのよって立つ科学哲学であり、CBTを含む多くのアプローチとは対照的なものである（Hayesら, 2011）。CBTは特定の思考の論理性と現実性について議論することを勧めるが、ACTでは思考が位置している文脈の中の行動（act-in-context）——個人の行動を、特定の文脈で生じる1つの出来事と見なす、ホリスティックでプラグマティックな概念——に目を向ける。「真実」とは客観的な基準に焦点を当てることではなく、目標を達成するために、いかにうまく行動が機能しているかを評価する手段である。ACTでは、行動（ACTの中では、顕在行動、認知、感情となる）が論理的で正しいかどうかを問うよりは、それが「機能する」かどうかを問う。Hayesらが述べているように、もしあなたがお店に行くのであれば、行動の本質は、あなたがそこにたどり着くかどうかによってのみ決定される。必ずしもそこに着くために何を行ったか、あるいは、それが「正しい」方法であったかではない。何を「すべきか」にはあまり関心が向けられず、クライエントが自己決定した価値に沿った目標を達成したかどうかに、より関心が向けられる。
　そのために、アクセプタンス＆コミットメント・セラピーは、行動の論理性や効率からは離れ、その目的を考える。ACTを用いるセラピストは、よく「それは〜のためですか？」といった質問を添えながら、クライエントの発言を明確にしようとする（Hayesら, 2011, p.32）。真実や存在論に関する問題は、他のセラピー

では有効であるかもしれないが、ACTではセラピーの範疇を超えている。実際には、セラピストは行動の機能分析（ここでは広義の定義を思い出してほしい）を行い、その行動がどのように個人の目標の追求を助けたり妨げたりしているのかを明らかにする。特に、思考や感情が他の行動にどのように影響を与え、目標に向かう動きを促進しているのか、妨害しているのかを検討する。例えば、社交不安によって人混みを避けている人であれば、対人関係を拡大したり改善したりするという、価値に沿った目標を見失っていると分析されるだろう。この例から、ACTの中にETがどのように位置づけられるかが分かるに違いない。

◇関係フレーム理論

　言語と認知の重要性は、ACTで過小評価されることはない（Hayesら, 2011）。関係フレーム理論（RFT）は、機能的文脈主義を基礎とし、人間の言語や認知に適用されている。過去10年間に行動分析学において非常に活発に研究されてきた理論であり、Hayes, Barnes-Holmes, & Roche（2001）やTörneke（2010）の非常に長い考察によってうまく説明されている。この複雑な理論は、特に不安と関連しているので、最も基本的な側面を概観したい。

　人はいくつかの刺激間の関係を学習すると、直接には学習されていない対象クラスの中で、他の関係を素早く導き出すことができる**刺激等価性クラス**（stimulus equivalence class）と呼ばれるものを形成する。これは特に言語刺激について当てはまる。なぜなら、人は容易に言葉と他のことの関係を形成することができるからである。幼い子どもが、ネ・コ、という文字が、その名前の動物に当てはまることを学習する様を想像してほしい。その子は後でネコに引っかかれて、泣いて逃げたとする。その後、父親が「ネコ」という言葉を言うと、その子どもは泣いて逃げ出すかもしれない。これは不安においては重要なことである。なぜなら、ネコが存在しない文脈においてさえ、「ネコ」という単語の音は、過去の経験から学習された恐怖反応を、今引き起こすことができるからである。「ネコ」という単語の音は、このように以前の関係から派生し、関係フレームというセットを作る。これらの関係づけのセットは、恐怖を感じる項目や状況が明らかではない時でさえも、感情的な反応を生じさせる。

　そのような派生的関係は、強い文脈制御のもとで発展し、関係性の特定の側面

が生じやすくなる。ネコの説明で言えば、様々な文脈が「ネコ」と関連するようになり、より頻繁な恐怖反応を引き起こすようになるだろう。これはある意味、どのように恐怖が発達するかを説明しているという点で、二要因論の発展型である。「ネコ」という言葉を聞くことは、いわゆる恐怖の関係フレームになる。そしてこれは――CBTの目標とはなるが――認知的な手段によって解学習することは困難である。

対照的に機能的文脈は、そのような関係的反応と関係しており、より容易に変えることができる。したがって、機能的文脈はACTにおいてはよくあるターゲットである。関係的文脈（relational context）に対処するには、それにふさわしい時と場所というものがあるが、そうしたいのであれば、そうした関係によって引き起こされた問題を解決することである。しかし、ACTは機能的文脈の柔軟性を増加させる必要性を強調している。つまり、ネコを怖がる幼い子どもに、先に述べた関係の解学習は起きないだろうが、恐怖を経験した時に逃げたいと思わないような、異なった方法で関係する機能を持つようにはなるかもしれないということである。そのためにACTでは、達成が非常に困難なように見えるが、解学習ではなく、新しい学習に焦点を当てる。したがって、エクスポージャー療法は、「ネコ」という言葉と怖がることの間の関係に対する、新しい機能的文脈を発展させるのに役立ち、その関係についての機能的文脈を広げ、ACTの核となる長所、すなわち心理的柔軟性（psychological flexibility）を構築する。

これがRFTの大まかな紹介である。ACTの心理的機能、すなわち**ヘキサフレックス**（hexaflex）についてのモデルを検討する段階で、これらの理論的基礎がセラピーにどのような影響を与えるかがより明確になるだろう。もっと情報を求めたい読者は、Association for Contextual Behavioral Science（relationalframetheory.com）のウェブサイトを調べてほしい。

心理的柔軟性モデル

多くの研究に基づいて、ACTは価値ある人生を可能にする特性として、**心理的柔軟性**を提唱している（Hayesら, 2011）。脱フュージョン（defusion）、アクセプタンス（acceptance）、今この瞬間（being present）、文脈としての自己（self-as-context）、価

値（values）、コミットされた行為（committed action）という、6つのコア・プロセスが心理的柔軟性を生み、これらの領域に問題があれば心理的非柔軟性が生じる。これらは、ヘキサフレックス（hexaflex）と呼ばれる、六角形の特徴的なダイアグラムで図式化されている（Hayesら,2011）。これらのすべてのプロセスはすべての人に共通するため（Batten, 2011）、セラピストとクライエントは人生に立ち向かう時には同じ立場である。これがACTのセラピースタンスの鍵となる側面である。Hayesら（2011）はこの6つの関係について詳しく論じているが、本章は概説が目的なので、ここでは3つの健康的な反応スタイル——オープンな（open）、集中した（centered）、従事した（engaged）——の文脈から、6つのプロセスとそれらの崩壊について、簡単に検討したい。

◇オープンな反応スタイル

直接的な体験にオープンでいることは、ACTにおいて極めて重要である（Hayesら,2011）。この開放性は、前述した言語プロセスの一部が、問題となる関連づけに発展すると妨げられる。ACTのセラピストは、思考や体験をコントロールしようとエネルギーを費やすのではなく「思考、感情、記憶、あるいはその他の私的出来事」を含むあらゆるライフイベントに、ウィリングネスになるようクライエントを促す（Batten, 2011, p.18）。

心理的柔軟性を支える最初のプロセスは、脱フュージョンである。まずこの反対の状態である、認知的フュージョン（cognitive fusion）を検討することで、理解しやすくなるだろう。Hayesら（2011,p.69）は、認知的フュージョンを「言語事象が、反応に対して強い刺激性制御を行い、他の文脈の変数を排除するプロセス」と定義している。ある意味、言葉が他の体験より優位になるという関係のせいで、言語事象が他の経験の側面を「脅している」。例えば、ネコを怖がる学習をした子どもは、ネコ／引っかく／危険、という関係とフュージョンし、ネコをなでたり、鳴き声を楽しむような、楽しい経験に対してオープンではない。今や子どもにとって、ネコについての思考、「ネコ」という言葉の音、ネコの存在は、恐怖を刺激するだろう。その子どもはネコと危険の関係性がフュージョンし、そのために、その関係を刺激するような、あらゆる状況を避けるようになる。

脱フュージョンとは、認知的柔軟性を構築し、思考−行動の関係を支え、維持

している文脈を弱める治療的作業である（Hayesら,2011）。クライエントがフュージョンしている自分自身の思考の状態に注意を向け、自分の世界を整理し、さらに、不安を引き起こす事象と言語的考えを分離させる新しい関係性を構築するよう支援することで達成される。そこにある種のエクスポージャーが関与可能となる。すなわち、恐怖対象への受動的なエクスポージャーではなく、新しい関係性を構築するという文脈の中でのエクスポージャーである。例えば、セラピストは子どもが「ネコ」という言葉の音と一緒に遊び、恐怖の関係性から認知的に距離がとれるように支援する。このようにして、クライエントは言語刺激の関係性に対して柔軟性を発展させる。

第2のプロセスは、**アクセプタンス**である（Hayesら,2011）。再び、反対の概念、この場合は体験の回避の検討から始める。体験の回避とは次のようなことである。

> 特定の私的体験（例えば、身体感覚、感情、思考、記憶、行動傾向）に接触し続けることに非ウィリングネスであり、これらの体験の形態、頻度、状況に対する感受性を、すぐに必要ではないにもかかわらず、変える対策を行うことである。（Hayesら,2011,p.73）

体験の回避は、すでに検討してきた回避や逃避行動に似ているが、単に恐怖を回避するのではなく、あらゆる私的体験を回避すると考えるところが異なっている。したがって、ネコを恐れる子どもは、ネコに近づくのを避け、ネガティブな思考や感情を回避しているが、回避を持続させ、ネコをなでる喜びを逃すという代償を払っている。

ACTで使用される「アクセプタンス」は、行動的ウィリングネス（behavioral willingness）や心理的アクセプタンスを意味する。それは、価値のために、価値をもたらす可能性のある苦痛な私的体験や出来事に接触し続ける、クライエントのウィリングネスに基づいている。これは、今この瞬間を生きること、この瞬間に何が生じているかを体験することを学ぶことで達成され、マインドフルネス・スキルによって促進される。私たちの研究の目的からすれば、困難な体験に積極的に自分自身を曝露することにウィリングネスになることである。しかし、単純な行動的エクスポージャーとは異なり、マインドフルネスに焦点を当て、価値に

沿った目標のために行われる。ETをACTに取り入れる鍵となるので、このことについては後で検討したい。

◇**集中した反応スタイル**

　脱フュージョンとアクセプタンスで説明された反応に、オープンでいることと、従事すること（次のセクションで説明する）は、特定の文脈の中で行われる活動である。しかし、多くの場合セラピーは、必要に応じて3つの反応スタイルのポジションを移動できる能力としての心理的柔軟性を持つ、今この瞬間へのセラピストとクライエントの集中（centering）から始まる（Hayesら, 2011）。ヘキサフレックスの2つのコア・プロセスである、今この瞬間と、文脈としての自己に、柔軟に注意を向けることである。これらはACTのモデルの重要な要素であるが、エクスポージャー療法とはあまり直接関係ないので簡単に説明する。

　今この瞬間に柔軟に注意を向けることは、最も基本的なプロセスである。なぜなら、その瞬間に存在する随伴性の文脈に反応するために、いかなる瞬間でも心理的に、今に存在する必要があるからである。賢明なことにHayesら（2011）は、何が起きても、今この瞬間というのが唯一の時間であるということに気づいている。これは望まない不安を抱えている人にとって、重要なポイントである。なぜなら不安は、今この瞬間ではなく、認知的に過去か未来に「存在する」ために生じる不快な感情によって、大部分が構成されているからである。心配や不安に共通する「もし～だったらどうしよう」は、将来の結果への恐怖を維持させ、現在の瞬間への気づきを阻害し、生活の質を阻害する。これまでに、CBTがマインドフルネスの要素を加えたこと、そして、DBTでもマインドフルネスは重要であることを見てきた。不安の治療にとって、マインドフルネスがいかに重要であるかを思い出してほしいが、エクスポージャーは特に、今この瞬間の体験を促進させる。

　文脈としての自己は、**観察者としての自己**（observing self）としても知られており（Batten, 2011）、完全に今この瞬間に存在することが不可欠である。人は、自分が何者であるか（who they are）という自己概念を形成することによって「内容としての自己（self as content）」を発達させるが、これと矛盾する出来事や考えによって脅かされる危険性もある。自己概念にあまりにきつく縛られると、心理的非柔軟

性が生じ、体験に対してオープンでいることを阻害する。自己概念によって、自分は怖がりな人間だ、もしくは恥ずかしがり屋な人間だ、と結論づけてしまうだろう。自分は怖がりな人間ではなく、単に、恐怖と、そして、おそらく恐怖とは関係のないたくさんの人生の目標を持った、普通の人間だということを学ぶ機会となる体験を拒絶してしまうかもしれない。

　心理的柔軟性は、自己を体験のための文脈、視点として理解することで達成される。それは、その瞬間の主観的体験の内容を超越した場所に、自己を位置づけることである。(不安な考えのような)言語事象は、より超越した視点から見ることが可能であり、多くの場合、個人のスピリチュアリティにより提供されるものである。(いわゆる)自分自身の外に立つと、人はその瞬間をよく見ることができ、その人の不安な考えから自分自身を解きほぐす態勢が整う。恐ろしい映画に怯えている女性は、恐ろしい映画から精神的に距離をとり、単にスクリーンに映し出されたイメージを見ているという文脈で自分自身を見ることができる、ということを考えてみてほしい。

◇従事した反応スタイル

　人生は、単に病変がないということ以上のものである。不快な症状を取り除くことだけに焦点を当てる、多くのセラピーが失っている視点である。確かに、クライエントのより広い人生に目を向けないのであれば、「正常」に戻ることは、適切なことであると思われるかもしれない。しかし、ACTでは心理的柔軟性によって、人は今この瞬間を生きることができ、それは個人の価値とつながるという目的を含んでいる。ACTでは特定の価値を押しつけるわけではないが、人生は現実世界の価値とともに機能する関係にあると**主張している**。不安の代償は、人が価値と合致した活動に取り組むことを妨害することである。例えば、ネコを怖がる子どもを例にしてみよう。その子にとっての価値は、友情を育てることかもしれないが、もし友人が家でネコを飼っていたら、その恐怖によって、友情を育てるという価値に基づいて友人の家に行くことは妨げられるだろう。不適切な不安は、単に不快感を与えるだけでなく、その人から価値あるものを奪い去ってしまう。それゆえ、人はコミットされた行為を通して、価値に従事する必要がある。

ACTにおいて**価値**とは、自由に選択ができ、言語的に構成され、本質的に強化をもたらす活動の持続するパターンである（Hayesら, 2011）。道徳的に正しいとか間違っているといった価値と混同してはならない。行動的な専門用語で述べれば、価値は強化に影響を与えるということである。価値のあることを行い、追い求めることは、自然な報酬であり、単に外的な報酬を加えるよりも強い報酬となるだろう。これと正反対なことは、物事が生じるのを待つこと、意図的に自分の価値を追求せずに他人に反応すること、自分自身を軽視するあまり他人を喜ばせることを過大評価することである。価値に向かって進むことを学んだクライエントは、不安の回避がいかに邪魔をするかを理解し、価値のあるものに向かう必要なステップとして、不快感への曝露にオープンになるだろう。身体状態と同じようにクライエントは理解するだろう。痛みなくして得るものなしと。

コミットされた行為とは、活動中の価値にすぎないが、価値と調和した活動は、その人が持つ価値の論理的結果である。対照的な性質は、何もしないこと（価値に基づく活動の失敗）と衝動性（束の間の文脈への反応）である。コミットされた行為は、より高い目標を追求しそれを維持するよう、瞬間瞬間を活動することである。活動は、その人の価値から生じた目標に向かって行われる。もし友情に価値を置いているなら、新しい町に引っ越した時の目標は、新たな人と出会い、知り合いになるように活動することであろう。不安な人が、自分の価値についてたくさん学べば、たとえその過程で、不安感情を受け入れることになったとしても、価値に本来備わった強化子に向かって動き出すことが促進されるだろう。

アクセプタンス＆コミットメント・セラピーは、それゆえ「心理的柔軟性を作り出すために、アクセプタンスとマインドフルネスのプロセス、そして、コミットメントと行動活性化のプロセスを利用する」（Hayesら, 2011, p.97）。症状の改善というよりは、人生に対して柔軟に適応し、目標を追求するためのスキルを発達させることが目的である。不安に関して言えば、それは価値に基づいた生活を行う能力を弱体化させる、心理的非柔軟性の一種である。柔軟性に向かうことで不安症状が減少する可能性はあるが、それは付随的なものである。それ以上にACTでは、不安の苦しみが抑圧され制限された生活の苦しみにならないように、不安を生活の一部としてアクセプトするという考え方をする。

ACTとエクスポージャー療法

　不安を抱える人の治療に対するACTの適用について触れてきたので、今度はACTの治療戦略、とりわけそれがエクスポージャー療法とどのように関係しているのかに焦点を当てる。不安にACTを適用する包括的な記述を求めている読者のために、Eifert & Forsyth（2005）は、たくさんの有益な資料と記入用紙を含んだテキストを出版している。クライエントのためのワークブックも世に出しており（Forsyth & Eifert, 2007）、ACTの考え方や、不安を通して成長するためのスキルの習得に役立つエクササイズを一般向けに解説している。

　ACTのセラピストたちは、心理的柔軟性のモデルとしてのセラピスト、治療関係、そして上手な機能的アセスメントが、効果的なセラピーを行うすべての必要条件であると表明している（Hayesら, 2011；Eifert & Forsyth, 2005）。これらのリソースは、ACTの重要な側面に詳細な情報を提供してくれる。それでは、エクスポージャーの利用に焦点を当てながら、ACTのプロセスの簡潔な概要を紹介する。

コントロールからウィリングネスへ

　不安を抱えるクライエントのほとんどは、落胆しながらセラピーにやって来る。不安をコントロールする努力が失敗したからである。確かに、未来の結果をコントロールし、ネガティブな出来事や感情を避けようとする努力の結果として、不安そのものが存在することがある。言い方を変えれば、不安なクライエントは、不安な感情をアクセプトすることを拒否してきた経歴を持ち、体験をコントロールしようとする無駄な努力として、回避や逃避の戦略を利用してきた。しかし、ACTのアプローチの中核原則に「健康とは、望まない苦痛な私的体験から自由になることである、という文化的なルールによって、望まない私的体験をコントロールし取り除こうとする試みが駆動される」というものがある（Hayesら, 2011, p.180）。アクセプタンス＆コミットメント・セラピーでは、ある程度の苦痛は避けられないものであり、生活の重要な一部であると見なされている。苦痛に逆らって闘おうとすると、普通の苦痛が不必要な苦悩に変わる。変化への準備の

ためには、コントロールする努力はすべて失敗したので、新しい努力をする時が来ていると考える支援を、クライエントは受けなければならない（Eifert & Forsyth, 2005）。セラピストはエクササイズや話し合いを通して、コントロール戦略が失敗していることへの気づきを促し、ACTが「創造的絶望（creative hopelessness）」（Hayesら, 2011）と呼ぶものを促進させなければならない。その過程でクライエントは、コントロールする努力が実際は不安を悪化させることを学ぶだろう。

不安をコントロールしようとする努力の一部には、不安が生じる場所から逃げようとする、あるいは完全に回避しようとする努力がある。この戦略によって、恐れている思考や状況が出現する可能性のある文脈を常に警戒し、不安を回避するために不安になる。実際の恐怖対象を避けることにある程度成功した時でさえ、恐怖対象それ自体よりも、恐怖の恐怖（fear of fear）が問題になる。コントロールが機能することもあるが、不安にはめったに機能しない。

このような認識は、ETと反応妨害（RP）の関係において非常に重要である。RPは、逃避や回避行動を標的として、何らかの方法でこうした行動を妨害するよう働き、「エクスポージャー」を推し進める。親は、子どもの回避行動や逃避行動の随伴性をコントロールすることで、子どもにそのような計画を実行させることができるだろう。一方、自分自身の随伴性をコントロールしなければならない大人には、うまく機能しないだろう。ACTと関連させると、一般にRPは価値にコミットされた行為にしっかりと焦点を当てずに、単に不適応行動を制限しようとするために、あまり適切ではない。

クライエントがコントロールの絶望（hopelessness of control）へと気づき始めることに成功したら、セラピストは、クライエントが不快感を自らアクセプトするように進めなければならない。セラピストによる、クライエントの価値への焦点づけが必要なポイントである。価値に焦点を当てること、そして、価値に向かって進むのに必要な行動に焦点を当てることを通して、クライエントは不安の持つ不快感を進んでアクセプトし始めるようになるだろう。言い換えると、エクスポージャーとは、単なる意思の力で不安を克服したり減らすことではなく、選択した価値に向かってクライエントが進むことで生じる、自然な副産物である。ACTのセラピストが、価値の文脈で不安をウィリングネスに体験しているかを何度も尋ねるのは、このためである。「あなたが選んだ価値に近づいているなら、あな

たは不安を進んで体験しますか？」

回避からアクセプタンスへ

　Eifert & Forsyth（2005）はACTを、思考や感情をアクセプトする（Accepting thoughts and feelings）、方向性を選択する（Choosing direction）、行動する（Taking actions）、を意味するACTという頭字語に言い換えた。治療の目標を覚えやすいようにまとめたものである。最初の目標は、望まない思考や感情の私的な体験を避けようとせずに、アクセプトするようになることである。体験にオープンでいることに関する問題の認知的側面は、脱フュージョン技法によって対処される。多くを述べることは議論の範疇を超えてしまうが、認知的介入の親戚である脱フュージョン技法は、恐怖刺激へのエクスポージャーを促進するだろうし、脱フュージョン技法それ自体がエクスポージャーの一種でもある。なぜなら、脱フュージョンを通して自分自身から距離をとる方法を――たいていユーモアの文脈の中で――学ぶ際に、不安の原因となる関係の認知的フュージョンに、自分自身を曝露するようクライエントを誘うからである。これはネコを怖がっている子どもに、「ネコ」という言葉で言葉遊びをするよう勧める時に生じるようなことである。これは脱フュージョンであるが、回避せずに恐怖を引き起こす言葉を心に留めておくという点では、エクスポージャーの一種でもある。また、脱フュージョンの学習が進むと、選択された価値に向かう一部として、現実エクスポージャーへの道が開かれる。

　アクセプタンスの発想は、それゆえ、必要のない苦悩（suffering）を、普通の苦痛（pain）に変化させることである（Eifert & Forsyth, 2005）。著者らは、体験の回避によって引き起こされた苦痛のことを述べるために、「苦悩」という言葉を使用している。もっと具体的に言うと、著者らはコントロールできない思考や感情との闘いを手放すことを述べるために、「積極的アクセプタンス（active acceptance）」という言葉を使用している。人はコントロールできない感情を、闘いを必要とする絶対的な事実であるとは考えずに、その感情をマインドフルに受け入れていく。マインドフルネスは、ほとんど自動的な（フュージョンした）解釈から、思考や感情が距離をとるのに役に立つ。Eifert & Forsythが述べているように、ACTの目標

はよりよく感じることではなく、よりよく**感じる**ことである（これは感情状態を改善するために、感情を自分から追い出したり、感じないようにするのではなく、むしろ、感情にあるがまま、マインドフルに注意を向け、よりよく感じることである）。これがACTのエクスポージャーである。すなわち、選択した人生の目標を追求するという目的とともに、闘ったり逃げたりせずに、不安な思考や感情とともにいようとするウィリングネスである。これまでに述べてきた情報から、エクスポージャーのスキルを発展させる有益なエクササイズが得られるだろう。

ACTにおけるエクスポージャーは、単に恐怖に直面することや、気をそらしながら直面しようとすることではなく、価値に沿った行動の邪魔にならないように、曝露している思考や感情を**アクセプトしようとする**ことである。これは重要な相違点であるが、従来のETの効果を高めてくれる。

反応から選択へ

Eifert & Forsyth（2005）が手を加えたACTの頭字語の2番目のステップは、クライエントが方向性を選択する、である。不安なクライエントは、たった一つの方向に進む。すなわち、逃げる方向である。恐怖、恐怖の思考、恐怖を喚起する状況から逃げる。まるでピンボールゲーム（pinball）のように、恐怖が姿を現すとすぐに、その出来事に反応して動く。人は不安になると、近づくよりは避ける人生を過ごしがちになる。苦痛から逃げること以外に目的や方向はないが、これまで見てきたように、これはより大きな苦悩をもたらすだけである。

ACTはその代わりに、目指すべき価値に基づいた目標を明確にするスキルを教える。目標に向かって阻止されずに進むようにしっかりと狙いを定めた弾丸は、ピンボールとは違い、障害物を貫通して突き進むだろう。もちろん最初に目標を同定しなければならない。そのためにACTでは、クライエントと一緒に、不安を体験することを回避するための異常なまでの取り組みのせいで、これまで無視されてきた価値を明らかにしていく作業を行う。価値が選択され明確になると、価値に向かってコミットされた行為が可能になる。不安な思考や感情は、障害物となる可能性はあるが、ウィリングネスを持つことで、回避しなくなるだろう。ACTの重要な貢献は、不安な状況に自分自信を曝露するための、より強い

動機づけ（自分自身の価値の追求）をもたらすことである。

コミットされた行為の中に「コントロール」を取り戻す

　ACTのクライエントは、価値に基づいた目標を追求するための活動を意識的に行う能力についてのコントロール感を取り戻していく。これは不安感をコントロールするという意味での「コントロール」ではない。これは「弾丸」の道筋であり、現れるかもしれない自然な苦痛や不安の感情によってくじけずに、価値を実現するという目標を達成するための方法である。

　Eifert & Forsyth (2005, p.200) は「ACTの中でエクスポージャーは、常にクライエントの価値に沿った人生の目標のために行われる」と明確に述べている。それはマインドフルネスの拡張である。マインドフルネス・スキルは、エクスポージャー中のクライエントの役に立つだろう。Eifert & Forsythは、従来のエクスポージャーはネガティブな連想をさせるので、エクササイズをFEEL——Feeling Experiences Enhances Living（体験を感じ、人生を豊かにする）——と呼んでいる。クライエントは症状の軽減という、ちっぽけな目的のためではなく、豊かで有意義な人生のために、不快に耐え抜くことが求められる。体験の回避は、この豊かな人生を妨害し、選択された目標に焦点を合わせることに、不快な意味を与えてしまう。要約すると「ACTにおける（エクスポージャーの）目標は、コミットされた行為を追求する心理的柔軟性である」(Hayesら, 2011, p.339)。

　さらにHayesら (2011) によれば、エクスポージャーはアクセプタンスを学ぶ手段として役に立つという。なぜなら、苦痛の真っ最中に、その瞬間にとどまるエクササイズであり、さらに、不安な感情を体験している時に、脱フュージョンを練習するエクササイズでもあるからである。最後に彼らは、エクスポージャーの活動はそれ自体が、価値と合致した人生を促進するので、コミットメントの活動（act of commitment）であると述べている。

　エクスポージャーをACTの強力な文脈の中に置く。そうすることで、エクスポージャーをより高い目標のために使用できる。ACTでは、不安な感情が生じた時にクライエントがその瞬間にとどまることを助ける、マインドフルネスとアクセプタンスのスキルをクライエントに身につけさせる。ACTにおけるエクス

ポージャーの位置づけや目標は、すでに確立された認知行動療法における位置づけや目標とは異なっている。しかし、イメージ・エクスポージャーから現実エクスポージャー、さらには内部感覚エクスポージャーへと進む段階的エクスポージャーの利用など、手続き上の類似点もある。

エクスポージャー療法におけるACTの位置づけ

　伝統的なCBTの実践家は、ACTの複雑性と相違点にひるんでしまい、ACTのセラピストになるというパラダイムシフトを起こすことに、ためらいを感じるかもしれない。この議論を締めくくるにあたり、ACTのコンセプトと戦略の一部を、従来のエクスポージャー療法に取り入れることが可能であることを示した研究について、簡潔に紹介したい。ACTの利点の一部を観察し、Orsillo, Roemer, & Holowka (2005) は次のようにコメントしている。

> 　アクセプタンスに基づいたアプローチは、エクスポージャーに取り組むことにクライエントが非ウィリングネスである、併存症のためのエクスポージャーが複雑である、非常に回避的なためにクライエントへの実用性が低い、といった懸念に直接対処することで、エクスポージャー療法の効果を高めるだろう。(p.25)

　このように述べた上で、彼らはアクセプタンスとマインドフルネスの概念は、従来のCBTの効果を高めるために、生産的に利用することができると論じている。そして、この著者のチームメンバーは、いわゆるアクセプタンスに基づいた行動療法（acceptance-based behavior therapy）の開発に取りかかった（ABBT；Roemerら, 2008）。
　CBTのコントロールに焦点を当てた側面、とりわけ認知的側面に関しては、これまで概観してきたACTの理論とは相容れないものがある。しかし、ACTの2つの側面（アクセプタンスとマインドフルネス）は、従来のETに簡単に取り入れることができる。まず、マインドフルネスの技法を使用することで、エクスポージャー・エクササイズ中に、クライエントが感情や思考にただ耐えたり、具合が

悪くなったり、気をそらしたりせずに、感情や思考へのアクセプタンスを高める役に立つだろう。次に、エクスポージャーを、個人のより高い目標、すなわち価値に基づいて文脈化することで、完全なACTモデルを利用しなくても行える。基本的なエクスポージャー療法にこうした比較的シンプルな改良を施すことで、治療コンプライアンスやドロップアウトといった、大きな問題を解決する助けとなるだろう。

　従来のETに対する、このような補完の仕方は、例を示したほうがよく理解できるかもしれない。メラニーは事故に遭うことを恐れたために、運転を避け始め、他の人の運転さえも怖くなったことを思い出してほしい。仮にCBTの文脈で、いくつかのリラクセーション戦略や認知的対処を行っても、エクスポージャーを実施するには、彼女の恐怖が強すぎると予測されたら、ACTの要素が導入できるだろう。

　メラニーのセラピストのスミス博士は、メラニーが支配とコントロールの枠組みを再評価するように支援するとよい。そしてACTの技法を使用し、メラニーが不安を「打ち負かす」ことに対する創造的絶望に到達し、運転に関連した不安感情にマインドフルにアクセプトし、不安感情と闘わずにウィリングネスにアクセプトすることを支援するとよい。エクスポージャーは、アクセプタンスのスキルをメラニーの実生活で行うための方法である。セラピーの目標が変わることもある。問題となる不安を「普通」にするということではなく、メラニーが自分の人生における価値を把握し、彼女の不安がどれだけ価値の追求を妨げているかを理解し、価値を追求して不安の中を突き進むことを支援することが目標となる。例えば、実際に訓練を受けた仕事での昇進を通して達成感を得ることに、彼女は価値を置いていたが、町の他の場所での会議に出席できなかったことで、彼女の仕事のパフォーマンスは妨げられていたとしよう。彼女は会議に出席することを決意すれば、彼女の昇進を追求するコミットメントは、車を運転したり乗車する不安をアクセプトするさらなる理由となるだろう。このように、ACTの重要な概念は、感情に対する新しいアプローチ（アクセプタンス 対 支配）とエクスポージャーに対する新たな理論的根拠（コミットされた行為 対 正常になろうとする試み）を提供する。

　アクセプタンス＆コミットメント・セラピーは、不安に対する独創的で、包

括的で、エビデンスに基づいたアプローチであり、症状の軽減以上に、価値とそれに関係する目標という文脈の中で、充実して生きる人生を構築することに焦点を当てるアプローチである。とても自然な形でエクスポージャーがプログラムに組み込まれており、不安症スペクトラムに有効である。このアプローチの利用を差し控えたい唯一の場合は、クライエントが従来のエクスポージャーに抵抗を示さない、比較的単純な恐怖症や軽い不安のケースである。ACTで必要とされる時間よりも、短い時間で治療できるからである。

ACTの明確でポジティブな目標は魅力的である。しかし、臨床家は問題をより少ない労力で解決可能な場合には、判断が必要である。特にマネージド・ケア（managed care）の世界では、クライエントのより良い生活に多くの時間（そしてお金）をかけるのではなく、目の前の問題に対する最も簡単な解決法を選ぶほうが望ましい。確かに、ACTのセラピストは、他の多くのセラピストほど診断には関心を持たない（Hayesら, 2011）。それは称賛に値するが、多くのセラピストは保険の支払いシステムの要求によって制限を受けている。問題がシンプルで、基本的なETや短期間のCBTによって、より簡単に、より早く解決できる場合は、ACTを使用したくても自由に使用できないかもしれない。

そうは言っても、ACTは非常に有望なセラピーである。願わくば、この表面的な概説を読まれたあなたに、この豊かで魅力的なセラピーを深く掘り下げていってほしい。

第8章

エクスポージャー療法の他の3つの応用

　これまで3章を割きながら、エクスポージャー療法（ET）が、認知行動療法（CBT）、弁証法的行動療法（DBT）、アクセプタンス＆コミットメント・セラピー（ACT）という、様々な治療モデルに組み込むことが可能な要素であることを示してきた。すべては、第4章で述べた純粋な行動的治療法としての有用性を超えている。本章では、その他の3つの重要なエクスポージャーを応用した治療法を簡潔に紹介する。

　まず、持続エクスポージャー療法（prolonged exposure therapy：PE）から始める。この治療法は、エクスポージャーの過程における情動処理（emotional processing）という重要な考え方と、心的外傷後ストレス障害（PTSD）に苦しむ人への支援の仕方を教えてくれる。次は、ナラティヴ・エクスポージャー療法（narrative exposure therapy：NET）である。戦争などのトラウマで苦しんでいる領域に、有益で効果的であることが分かっている、非常に有望な方法である。3番目に概説するモデルは、感情エクスポージャー（emotional exposure：EE）である。持続エクスポージャーによって、不安症だけでなく感情的な不快感に対処する支援法としてのエクスポージャー療法の道が開かれたことに由来する。

持続エクスポージャー療法

　Foaと同僚らによって作られた（例えばFoaら, 2007）、このエクスポージャー療法のバリエーションを検討するにあたっては、まず基本的な理論を紹介し、主要

な標的であるPTSDとの関連性を検討し、それから治療モデルについて概説する。

情動処理理論

　持続エクスポージャー療法（PE）は、Foa & Kozak（1986）の独創的な論文にその端を発している。この論文では、恐怖の情動処理と、そのプロセスに対する修正情報として、エクスポージャーがどのように機能するかということを論じている。彼女らの情動処理理論は、**恐怖構造**（fear structures）が記憶の中に存在している、という考えをもとにしている。恐怖構造とは、危険から逃避するために用いられ、生理的興奮を含み、完全には意識に上ってこないプログラムである。恐怖構造には、恐怖刺激、反応に関する言語的、生理的、行動的な情報、刺激を解釈しそれに反応するモデルに関するデータが含まれている。脅威が知覚されると恐怖構造が活性化され、恐れを感じた時に――基本的には恐怖刺激を回避したり逃避したりすることになるのであるが――どのように行動するかという設計図として機能する。そして、恐怖の活性化に先立って行動の準備をさせる生理的変化が起きる。

　恐怖構造は情動処理を通して修正できるが、それには2つの基本的な前提条件がある。すなわち、恐怖構造の中の恐怖記憶を活性化させるような方法で、恐怖関連刺激に遭遇させなければならない。そして、いったん活性化させたら、その記憶を、それと相容れない情報に直面させることで、新たな記憶を作らなければならない。この変容が**情動処理**と名づけられた。Foa & Kozak（1986）は、エクスポージャーがうまくいったクライエントは、エクスポージャー中に恐怖が活性化され、エクスポージャーの過程で恐怖が徐々に減少する（セッション中の馴化）、という2つの要素を示すことを発見した。さらに3番目の要素として、恐怖刺激への最初の興奮は、次のセッションで減少する（セッション間の馴化）、ということも明らかにした。これら3つすべてが情動処理に必要であり、効果的なエクスポージャー療法はどのように実施すべきかというモデルが暗示されている。

　エクスポージャーの本質は、イメージであれ、現実であれ――どちらが優れているかは明確ではないが――適切に恐怖反応を活性化するものでなければならな

い。また Foa & Kozak（1986）は、恐怖の測度（例えば、心拍数や皮膚伝導反応）は、上昇し、高原状態になり、その後減少していく、というかなり規則的なパターンをたどることを報告している。このパターンは、情動処理を最大にするために、自然な経過をたどる必要がある。Foa & Kozak は、エクスポージャー中の不安はだいたい50分を過ぎたあたりからしか減少し始めないので、不安が減少するまでエクスポージャーを継続するには、1セッションを90分近く続ける必要があるという文献を引用している。エクスポージャー中は、不安な気分や考えに注意を向けるべきか、気そらしをするべきか、という一般的な質問に対して、彼女らはエクスポージャー中に恐怖刺激に継続的に注意を向けることは、セッション内ではほとんど違いはないが、セッション間では効果を促進することを明らかにした。こうした知見をもとに、持続エクスポージャーの基本的なパラメーターが形成された。

PTSDと情動処理

　Foa ら（2007）の PE 療法は、PTSD に罹患した人のためにデザインされており、PTSD の発症過程に関する固有のモデルに基づいている。このモデルは、トラウマが生じた時にたまたまあった刺激と反応の誤った結びつきを含んだ、特異的な病的恐怖構造（Foa, 2011）を作り出すトラウマから始まる。これにより、トラウマ記憶構造がトラウマとは関係ない数多くの刺激要素を含むようになり、そのために、その記憶構造が活性化される機会が頻繁になってしまう。例えば、性被害を受けた女性が「男性は誰でも私をレイプする」という関連を作り出していたら、どんな男性と出会っても、その記憶のトリガーになるだろう。トラウマの2番目の特徴（Foa, 2011）は、トラウマにうまく対処できなかったと結論づけるため、自分は対処できない、無能だと感じたりすることである。これら2つの要素は、誤った認知や同時に起こる不安や苦痛のトリガーになるので、トラウマに関連したすべての考えや手がかりを回避するリスクが増加する。

　Foa & Cahill（2001）は、多くの（あるいはほとんどの）トラウマの被害者にとって、日常生活を送ることは、恐怖記憶を耐えられる程度にまで減少させる情動処理を促す、自然なエクスポージャーになると論じた。このような人たちは、トラウマ

記憶やそれと関連した思考や感情を活性化する事物に、自然に遭遇することになる。出来事について、友人や愛する人に話をするということも含まれる。こうした体験を通して、その記憶に反証し（Foaら, 2007）、世界は基本的には安全な場所であり、自分に自信を持つことを最終的に再学習することができる。もちろん、反復性トラウマはこのプロセスを複雑にはするだろう。

　しかし、もしトラウマと関連した考え、状況、イメージを避けるという方針をとれば（Foa, 2011）、情動処理は行われず、トラウマからの回復は阻害される。トラウマを思い出させるものからの過剰な回避によって、慢性的なPTSDを発症する（Foaら, 2007）。回避（現実環境の中であれ心の中であれ）が即座に不安を軽減する、という負の強化パターンによって、最初のトラウマは悪化し、再び回避する可能性が高くなる。この理論から必然的に、治療では、自然には起きなかった情動処理のための条件を作ることになる。

PTSDの持続エクスポージャー

　今示したモデルによれば、環境中の危険や自分の無能力さを過大評価する恐怖構造に反証せずに、情動処理を避けることでPTSDは維持されている。したがって、持続エクスポージャーの目標は、トラウマと関連した刺激に系統的に直面させることで、情動処理を促進させることである（Foa, 2011）。持続エクスポージャーでは、セッション内のイメージ・エクスポージャーと、セッション間の現実エクスポージャー（その体験については、次回セッションで検討される）を組み込んでいる。この両方の目的は、恐怖記憶を活性化し、最悪の事態が起きるという予想に反証することである。

　セッション内のイメージ・エクスポージャーの中核的な側面は、トラウマの中から最も動揺する記憶について詳しく述べることで、その記憶を再編し、トラウマ体験中の自分の行為に関するネガティブな知覚（つまり、自分は無力だということ）を再考することである。そして、トラウマに関する思考と、トラウマの再体験を区別することを学習し、トラウマ記憶に対する馴化を促し、トラウマを考えることで有害なことは起きないということを実証することである。重要なポイントは、トラウマ記憶を活性化し、その結果生じる不安を（回避や逃避をせずに）自

然に解消させることである。いったん（最大で1時間程度）イメージ・エクスポージャーを終えたら、セラピストとクライエントは、クライエントの知覚と、エクスポージャー中に実際に想起されたことの間の矛盾を明らかにするように、その体験を処理する。

　治療は、1回につき60〜90分、8〜15回のセッションで終結するという驚くべき短さである（Foa, 2011）。Foaら（2007）の治療プロセスを、ステップ・バイ・ステップで実施する極めて具体的な指導書があるし、付属のワークブック（Rothbaum, Foa, & Hembree, 2007）はクライエントにとって有益である。青年期向けのワークブックもある（Chrestman, Gilboa-Schechtman, & Foa, 2008）。持続エクスポージャーは、PTSDへの有効性についてかなり実証的に支持されており、他のどのようなエクスポージャー療法よりもPTSDへの支持が最も高い（Foa, 2011）。戦闘関連のPTSDを含めた、様々な種類のトラウマに対しても有効に使われている（Yoder, Tuerk, Price, Grubaugh, Strachan, Myrick, & Acierno, 2011）。Foa（2011）が引用している研究によれば、ETはコミュニティセラピストによっても使用され、クライエントは十分に容認しているという。ETを様々な方法で広めるという、Foaの先導的な業績は支持されている。

　不安症スペクトラムに対する薬物療法について検討することは、本書の範囲を超えているが、Foa（2011）がPTSDに対するエクスポージャー療法の今後の一つの方向性として、エクスポージャー中の抑制学習（inhibitory learning）を促進する薬物の使用を示唆していることは興味深い。まだPTSDへのその薬物の使用に関するはっきりとしたデータは存在しないが、Dサイクロセリン（D-cycloserine）をエクスポージャーの実施前後に投与すると、エクスポージャーの効果を促進することが示されている（Norberg, Krystal, & Tolin, 2008のメタアナリシスを参照）。この考えに基づいた研究が進めば、不安を抱えた多くの人にとって有益であろう。

　情動処理とエクスポージャーの考えは、いくつかの方法の中に、Foaのモデルを超えて応用されている。情動処理がナラティヴ・エクスポージャー療法でどのように行われているかを概説し、その後で、不安症スペクトラムを超えた感情エクスポージャーに目を向けてみたい。

第1部　エクスポージャーと反応妨害の諸相

ナラティヴ・エクスポージャー療法

　トラウマは、少なくとも2つのタイプに分けることができる（Herman, 1992）。1つは、レイプ、あるいは致命的な自動車事故の目撃といった、単一の悲惨な出来事（タイプIトラウマイベント）によってトラウマになったタイプである。これまで見てきたように、そのような出来事の情動処理の失敗によって、PTSDが発症する。しかし、もし持続的、あるいは反復的なトラウマ（タイプIIトラウマイベント）を体験した場合はどうなるだろうか？　これは「複雑性トラウマ（complex trauma）」と呼ばれており、戦争、テロ、拷問といった場面での、多くの人の痛ましい結果であり（Schauerら, 2005）、長期間にわたる性的虐待のような、反復的なトラウマを体験した人の痛ましい結果である。これは、感情や衝動の調節異常、意識や注意の変性、ストレスの身体化、自己認知、他者認知、あるいは意味体系の変性が特徴的である。

　戦争、テロ、拷問による複雑性トラウマに対処するために、Schauerら（2005）は、ナラティヴ・エクスポージャー療法（NET）として知られるモデルを作った。彼らの2005年に出版された著書には、このモデルの要約と有効性が示されているが、注目に値する。このモデルに基づいたほとんどの研究は、アメリカ以外の、戦争や紛争で苦しんでいる地域で実施されている。ナラティヴ・エクスポージャー療法は、植民地のアフリカ系難民（Neuner, Schauer, Klaschik, Karunakara, & Elbert, 2004）、亡命希望者（Neuner, Kurreck, Ruf, Odenwald, Elbert, & Schauer, 2010）、子どもや青年（Ruf, Schauer, Neuner, Catani, Schauer, & Elbert, 2010）に有効であることが示されている。非専門家のカウンセラー（lay counselors）によっても、現地でうまく利用されてきた（Neuner, Onyut, Ertel, Odenwald, Schauer, & Elbert, 2008）。心理療法は西欧の文脈の外に広がっているが、エクスポージャーは非常に柔軟であり、文化を越えて適用でき、恐ろしいトラウマを体験した人に利益をもたらす、ということを理解することは重要である。

NETの基礎理論

　ナラティヴ・エクスポージャー療法（Schauerら, 2005）は、記憶の役割と情動体験の処理という、複雑性トラウマの2つの主要な要素を強調している。記憶はPTSDにおいて中心的な問題であり、トラウマイベントのフラッシュバックのような症状によって明らかになった。トラウマの感覚要素は、伝達できる言語に変換することは難しいかもしれないが、記憶の中では特に強力である。要素の一つ一つや感情の表出は、トラウマを持つ人の心の中にたくさんあるが、一般的には、その意味を理解し、上手に情動を処理する十分にまとまった記憶構造が欠けている。この記憶の解体こそが、PTSDの中核症状の源であると仮定されている。

　これは、トラウマ記憶が典型的な記憶とは違い、脳の中に異なって貯蔵された結果である。前述したFoa & Kozak（1986）の独創的な研究を借りるなら、トラウマ記憶は、出来事の非常に鮮明な感覚的な知覚の表出を含み、**恐怖構造**の中に蓄えられている。特に、感情的に非常に興奮した時に記憶に貯蔵されるために、トラウマと関連した光景や音など、単一要素同士が非常に強力なつながりを持った、大きな記憶構造である。こうした出来事に対する感覚的手がかりは、強い感情的意味と一緒に符号化されるため、フラッシュバックという現象の原因となる。この概念化によって、こうした記憶を想起するすべてのものを当然のこととして迂回しようと努力する、PTSDに罹患した人に頻繁に生じる回避も、うまく説明できる。

　対照的に、過去の出来事についての私たちの記憶のほとんどは、自伝的（autobiographical）であり（Schauerら, 2005）、「私が寮で生活していた時」というような、生活した時期についての一般的な表現が特徴的である。これらは、一般的な出来事（庭で遊ぶというような生活のパターン）、特別な出来事（結婚式の日）、そして最終的には、個人的な出来事に特異的なものとしてまとまる。このタイプの記憶は、PTSDの記憶とはつながらない。PTSDの人のトラウマ記憶は、感情的で、出来事の手がかり（ホットな記憶）と断片的な情報しかなく、正常な自伝（クールな記憶）としての、まとまりのある体制化や想起に欠ける。そのために、トラウマに関する出来事のまとまりのある物語（narrative）が欠けているにもかかわらず、緊迫した恐怖構造が残る。

明瞭に体制化された自伝的記憶が不足すると、トラウマの情動処理が極めて難しくなり、人は恐怖に反応するように強く条件づけられた状態になる。ナラティヴ・エクスポージャー療法モデル（Schauerら, 2005）では、恐怖を喚起させる手がかりに曝露するだけでは、恐怖反応を取り除くのに十分ではないという。むしろ、情動処理のために、出来事についての自伝的記憶の再構成を含むべきであるという。そうすることで、情動的記憶の活性化のための、よりクールな記憶の文脈が構築される。これは、トラウマ時の情動的側面と自伝的側面に対する、難しいエクスポージャーのプロセスであるが、トラウマティックな時期を時系列に並べることを促進し、現在から過去の脅威を分離することができる。

複雑性トラウマへのNET

　Schauerら（2005）は、FoaのPTSDに対するエクスポージャー療法モデルを基礎として、前述した恐怖構造の変化を促進するために、トラウマの自伝的記述を発展させる要素を付け加えた。ナラティヴ・エクスポージャー療法の目標は、トラウマ中の連続する出来事の一貫した自伝的表現（あるいは宣言的記憶）を構築することであり、そうしながら、出来事の感覚的なイメージに曝露し、馴化していく。そのために、エクスポージャーはこのモデルのほんの一部でしかない。治療では、宣言的記憶を適切な時空間に配置した再体制化を行う。

　ナラティヴ・エクスポージャー療法（Schauerら, 2005）は、組織暴力の結果生じたPTSDの治療に特化して開発され、エクスポージャー療法と証言療法（testimony therapy）を混ぜ合わせたものである。後者は、単一の出来事（例えば強盗に遭う）に焦点を当てたものではなく、トラウマが起きた時期を含め、人の生涯の物語を展開させることに焦点を当てている。このプロセスにおいて、クールな宣言的記憶はホットな潜在的記憶を生じさせ、人は馴化していく。

◇NETの要素

　ナラティヴ・エクスポージャー療法には、焦点が2つ存在する。まず、馴化によってPTSD症状を軽減させるために、エクスポージャー療法を用いる。しかし、Schauerら（2005）が述べているように、それ以上のものが必要である。具体的に

言えば、被害者の心の中の歪められた部分から、自伝的記憶を再構成することが重要である。

　Schauerら（2005）が、効果が証明されたと述べている治療の要素には、積極的な時系列に沿った自伝的記憶の再構成、「ホットスポット」への持続エクスポージャー、情動処理を可能にする恐怖構造の完全な活性化、そして現在のトリガーからの記憶の分離がある。生理学的反応や体性感覚反応は、適切な過去と現在の文脈の中で結合し、統合される。CBTと同様にNETも、行動や認知の意味と認知的再評価を重要であると考え、人権を支持するという文脈で証言を進展させながら、人としての尊厳を取り戻すことが重要であると考えている。

◇NETの手続き
　こうした目標を達成し、これまでに説明した要素に取り組むため、NETの重要な技法（Schauerら,2005）では、最初のトラウマイベント以前の生活から始め、トラウマの期間中に体験したことを順番に詳述し、トラウマからの逃避、難民キャンプや他の場所での生活（NETを受ける多くの人は難民である）、そして将来への希望や恐怖を述べながら、人生についての語りが展開するようセラピストが導いていく。

　治療が適用される文脈を考慮すると、NETは非常に短期的なアプローチである。長さは様々であるが、通常8～12セッションである。セラピストとクライエントは、クライエントの個人史についての一貫した物語を作り上げるために協同し、セラピストはクライエントが心の中で出来事を追体験し、情動的に処理するようにサポートする。セラピストはクライエントの証言を書き記し、それを読み返しながら、修正したり、さらに細かい点を書き加える。初回セッションは、診断や心理教育で構成される。第2セッションでは、誕生からトラウマ発症に至るまでを語る。その後のセッションでは、前回セッションの物語を見直しながら、トラウマから現在まで進めていく。最終セッションでは、全体の証言を読み、署名を行う。

　NETの重要な側面として、トラウマを処理する時は、語りのスピードを落とし、恐怖の手がかりを埋め込みながら、語りが広範な人生の物語の中に組み込まれるように気をつける。セラピーの経過の中で、感覚や感情についてのホットな

記憶は、自伝の中の類似した記憶の断片と結びつき、それらを言葉にし（感情的ではなく、より「現実的」な）宣言的記憶と関連づけられる。ホットな記憶からクールな記憶への移行は、PEで見られる馴化とだいたい同じ曲線となる。すなわち、1回のセッション内で、増加し、ピークに達し、それから減少していく。

このようにエクスポージャー、特にNETは、最も悲惨な世界の状況で、想像を絶するようなトラウマに苦しめられている人に、効果的に適用されている。エクスポージャーとそのバリエーションはとても柔軟である。これまで不安症スペクトラムのみを見てきたが、エクスポージャーは将来的には、他の感情障害を含めた利用が増えていくだろう。

感情エクスポージャー

Foaがエクスポージャーの中核的なプロセスを「情動処理」と名づけ、単に「恐怖処理」と名づけなかったことは、極めて重要なことである。彼女はPEのバリエーションも悲嘆（grief）に対して有効であると述べているが、体験の回避を標的行動にしたうつ病にもエクスポージャーは利用できると述べている（Foa, 2011）。もし病的感情が誤った知覚の結果もたらされたものであり、反証する体験を妨げる回避によって維持されていると仮定すれば、他の感情が治療の焦点となっても、エクスポージャー療法はおそらく有効であろう。不安の領域から抜け出したエクスポージャー療法と、幅広い感情に適用するようになったエクスポージャー療法、という2つの治療モデルを紹介する。

うつのエクスポージャーに基づいた認知療法

エクスポージャーの原理が他の感情障害に有効に用いることができる、と提案した最初の人物は、おそらくRachman（1980）である。しかし、近年ではAdele Hayes（ACTの創始者であるSteven Hayesと混同しないように）と同僚らが、これをモデルに発展させ、研究している（Hayes, Beevers, Feldman, Laurenceau, & Perlman, 2005；Hayes, Feldman, Beevers, Laurenceau, Cardaciotto, & Lewis-Smith, 2007；Kumar, Feldman, & Hayes,

2008)。

　Hayes ら (2005) は、感情制御はメンタルヘルスにとって重要であり、病的状態になれば懸案事項になると述べている。不安症スペクトラムに関する議論の中で、不安になりやすい人は感情を制御するのが困難で、耐えられない感情から逃避する（無益な）試みとして、体験の回避に訴えるということを見てきた。何かが不安の引き金を引くと、その結果、感情をコントロールできなくなり、感情に対処するのではなく、その状況を心配するようになる。不安はすぐに回避と反すうによって特徴づけられ、これまで見てきたようなエクスポージャー技法がこのサイクルの処理に有効になる。

　しかし、一般的なプロセスは、うつと大きく異なるわけではないという根拠がある（Hayes ら, 2005）。抑うつ的な人は、自分のネガティブな気分や生活状況を反すうする傾向があり、このプロセスは簡単に活性化され、不安ととてもよく似たパターンで圧倒されるようになる。そして、体験の回避によって、この反すうのプロセスの始まりを避けようとする。しかし、最終的には不安と同様、いったん起きてしまうと、この感情から逃れようとする努力によって、ますますコントロールできなくなっていく。このような状況になるため、うつの治療では、回避と反すうというパターンを変えることに焦点を当てる必要がある。ここでエクスポージャーが助けになる。

　このようなことを達成するために生まれたモデルが、うつのエクスポージャーに基づいた認知療法（exposure-based cognitive therapy for depression：EBCT）である（Hayes ら, 2007。このモデルの詳細については、Hayes & Harris, 2000 に詳しい）。エクスポージャー療法で見られる治療的変化が起きる前の不安定化（Foa & Kozak, 1986）を引用しながら、著者らは、うつに苦しめられている人にも、不快な感情や体験を回避したくても回避をせずに変化を起こすために、不快な感情や体験が必要であるという類似したパターンが必要であると考えている。Hayes ら (2007) は、不安に対するエクスポージャー療法と同様に、回避と反すうを減少させることと、心をかき乱す感情の処理を促進することが、うつ病治療の鍵になると主張している。Hayes らは、不安症に対するエクスポージャー療法と同じ戦略を用いるアプローチの先駆者として、行動活性化療法（behavioral activation therapy）（Dimidjian, Hollon, Dobson, Schmaling, Kohlenberg, Addis, Gallop, McGlinchey, Markley, Gollan, Atkins, Dunner, &

Jacobson, 2006)や、マインドフルネス認知療法 (mindfulness-based cognitive therapy) (Segal, Williams, & Teasdale, 2002) を挙げている。

　EBCT（Hayesら,2007）の目標は、抑うつネットワークのすべての側面を十分に活性化し、回避している感情や思考に耐える能力を高め、情動処理を促進させる正しい情報に曝露することである。これは前述のFoaら（2007）のモデルと類似しているが、EBCTは認知分析（cognitive analysis）と意味形成（meaning-making）を強調している。このプロセスは「認知-情動処理（cognitive-emotional processing）」と名づけられている。これは純粋なエクスポージャー療法ではないが、重要な要素としてエクスポージャーを中心に構成されている。このセラピーには、マインドフルネス・トレーニングの要素が含まれており、抑うつが減少するにつれてマインドフルネスも改善していく（Kumarら,2008）。EBCTが効果的な治療法であることは、データによって示されている（Hayesら,2005, 2007）。

　一般にEBCT（Kumarら,2008）は3フェーズからなり、20～24回程度のセッションで構成されている。単なる抑うつの軽減ではなく、より健康的なライフスタイルを志向している。フェーズ1は最初の8セッションで、ストレスマネジメントに焦点を当て、問題解決スキル、コーピングスキル、健康的なライフスタイル、マインドフルネスを教える。次のフェーズのための準備でもある。フェーズ2（セッション9～18）は、不安定ではあるが新しいスキルを使用し、反すうしながらずっと圧倒され、これまで回避していたものに接近するように促される。これは活性化／エクスポージャー・フェーズであり、Foaら（2007）がエクスポージャーを情動処理のために用いたのと同じように、認知-情動制御のためのものである。最後のフェーズ3（セッション19～24）では、クライエントがより健康的で意味のある未来を求める支援を行いながら、これまでのセッションで得たものを強固にし、ポジティブな成長を促進させる。ここでマインドフルネス・スキルは、再発を防ぐために、ポジティブな感情や、抑うつ的な時に抑圧していた体験に応用される。

　反応妨害はEBCTでは特に言及されてはいないが、身体的引きこもりや、過度の睡眠といった、うつに見られる反射的な回避行動をさせないようにする。繰り返しになるが、エクスポージャー療法と反応妨害は、広範囲な治療モデルの中で極めて効果的であり、応用可能である。

感情障害の診断を超えた統一プロトコル

エクスポージャー療法を他の感情障害に適用しようという動向は、Barlow, Farchione, Fairholme, Ellard, Boisseau, Allen, & Ehrenreich-May（2011）の業績に見られる。Barlowは、不安症に関する歴史的な業績でも知られている（Barlow, 2002）。Barlowら（2011）は、単極性うつ病と不安症スペクトラムに横断的に利用できるプロトコルを提案している。McKay, Fanning, & Ona（2011）も、似たようなプログラムのマニュアルを提案しているが、統一的（unified）というよりは普遍的（universal）なものだと述べている。

◇モデルの理論

McKayら（2011）は、第5章から第7章で検討した信頼できる研究基盤を持つ、認知行動療法、弁証法的行動療法、アクセプタンス＆コミットメント・セラピーという、感情障害に対する3つの普遍的な治療法からモデルを導き出している。これらのどれが最も良いかということについては、まだ結論は出ておらず、しばらく時間がかかるということを認めながらも、McKayらは3つの有効性を考慮すれば、それぞれの中核的な要素がクライエントの生活において生産的であろうと主張している。彼らは、短期的には感情に対処する非効果的な戦略であり、長期的には問題を増大させる診断を超えた要因として、痛み（pain）を位置づけている。彼らは、これらに対処するために、前述した3つのモデルの8つの中核的な要素——価値に沿った行動、マインドフルネスと感情の気づき、脱フュージョン、認知的柔軟性訓練、自分をなだめるスキル、あべこべ活動、対人関係スキル、3種類の感情エクスポージャー（イメージ、内部感覚、現実）——を中心に構成したワークブックを提供している。このワークブックは、セラピストにとっても有益であるが、主としてクライエントや一般の人の自助本としての利用を想定している。

McKayら（2011）は、自分たちの資料の実証的な裏づけをもとに研究を行っているが、Barlowら（2011）は、不安症の幅広い年齢層の人に対して、彼らのモデルの臨床試験を実施し、従来のCBTプロトコルと匹敵する約73％の治療効果を得ている。彼らは世界中で研究プログラムを実施中である。

Barlowら（2011）の統一プロトコル（unified protocol：UP）は、認知行動的アプロー

チと感情科学から得られた知見という、2つの流れが結合したものである。認知行動的アプローチに関して、UPは実証的裏づけのある認知行動的治療法から、共通する原則を集めている。不適応な認知的評価の再評価、不適応な感情に対する行動傾向の変容、感情回避の妨害（つまり反応妨害）、感情エクスポージャーの利用、が含まれている。感情科学の文献からは、UPは感情制御の問題に対処するという考えを取り入れている。なぜなら、気分障害によく見られるからである（ただし双極性障害を除く）。このモデルについて次に詳しく紹介するが、エクスポージャーに関しては、McKayら（2011）のアプローチと重複していることを指摘しておきたい。

◇統一プロトコルの内容

UP（Barlowら, 2011）は、12〜18セッション行われる。それぞれのセッションは50〜60分であり、毎週行われる（後半のセッションは隔週ペースになることもある）。クライエントはUPの指針となるワークブック（Barlow, Ellard, Fairholme, Farchione, Boisseau, Ehrenreich-May, & Allen, 2010）を持っている。セラピスト用のステップ・バイ・ステップの指針となる、多くのメンタルヘルスの専門家向けのガイドブック（Barlowら, 2011）もある。治療は8つのモジュールで構成されている。動機づけと感情の理解から始まり、以下に述べる5つの中核的なスキルへと続き、要約、メンテナンス、そして再発予防のためのモジュールで終結する。

UP（Barlowら, 2011）は感情に焦点を当てており、クライエントが不快な感情に直面したり、体験したりすることを学習し、（回避やその他の効果のない戦略を用いずに）適応的に反応することを学習するように支援する。クライエントは、プロトコルの初期に、感情には感情体験の中で相互作用する3つの要素（生理的、認知的、行動的）があることが教えられる。これは、モデルの1つ目の中核的なスキル、すなわち感情への気づき（emotion awareness）の準備になる。2つ目のスキルによって、クライエントは、外的、内的脅威について評価するように教えられ、それによって認知的柔軟性が増すことを学ぶ。3つ目のスキルは、不適応的な行動傾向、すなわち「感情駆動行動（emotion driven behaviors）」（Barlowら, 2011, p.19）を同定し修正することである。エクスポージャー療法が機能すると考えられるのは、まさにここである。エクスポージャー療法はこうした感情駆動行動を防ぐ助けになる。

McKayら（2011）は、行動傾向として組み込まれたいくつかの感情回避戦略について報告している（行動しない傾向に近いのかもしれないが）。抑うつ的な人は、寝たり、アルコールや薬物を使ったり、気を紛らわせたり、社会的な接触を避けたり、反すうしたりするだろう。怒っている人は、攻撃的であったり、妨害したり、アルコールや薬物を使ったり、怒りのきっかけとなる出来事について反すうしたりするだろう。過度に恥ずかしがっている人は、恥ずかしい気持ちと関連した人や活動を避けるだろう。引きこもったり、怒ることで恥ずかしさを抑えたり、恥ずべき状況について反すうするだろう。McKayら（2011）は、これらはイメージ・エクスポージャーを実施する際には、避けるべき行動（妨害すべき反応）であると述べている。

　身体感覚への忍耐力が、UPの4つ目のスキルである。Barlowら（2011）は、身体症状へのエクスポージャー（内部感覚エクスポージャー）はクライエントの症状と関連したものにし、エクスポージャーによって強い身体感覚を起こし、セッション内外でエクササイズを繰り返し行うべきであると強調している。McKayら（2011）は補足として、本書の第II部にあるような、いくつかの提案を行っている。

　UPの最後のスキルは、内的、状況的な手がかりによって感情を喚起する、感情エクスポージャー・エクササイズによって、最初の4つのスキルをまとめることである。著者らは、回避行動や他の行動傾向をせずに、その状況に十分に直面させなければならないと強調している。エクササイズによっては、McKayら（2011）のマニュアルにあるイメージ・エクスポージャーと同じように、オフィス内で実施されるだろうが、感情体験を引き起こす手がかりではなく、感情体験そのものが強調されねばならない。Barlowら（2011）は、エクスポージャーは段階的な階層表に従うことを提案しているが、可能であれば、すぐに難しい状況に進んでもよいかもしれない。もう一度言うが、こうしたスキルによって、感情はクライエントがそれまでに考えていたほど危険ではなく、減弱させるものでもないという新たな学習を促すことが鍵である。UPのためのワークブック（Barlowら, 2010）とMcKayら（2011）のマニュアルには、エクスポージャーに対する具体的なプロトコルが提示されている。

将来に向けて

　技法としてのエクスポージャーと反応妨害の柔軟性には、本当に驚かされる。初期の動物モデルから、CBT、第三世代の治療法にまで進化し、純粋に行動的なものを超えた有効性を示す文脈によって、強固なものになっている。不安症スペクトラムを超えて、これらの技法の使用が拡大し、どのようなセラピストにとっても重要なツールとして、さらに貢献していくに違いない。

第Ⅱ部

エクスポージャーと反応妨害への具体的な提案

第9章

文脈の中でのエクスポージャー・メニューの利用

　私たちは様々な治療的アプローチの中で、エクスポージャー療法（ET）と反応妨害（RP）を理解する旅をしてきた。ETは、その根本は技法であり治療モデルではないために、異なった治療パッケージに組み込む様々な方法があることを見てきた。今現在も、ETとRPは不安に苦しむ人を助けるために存在し、使用可能であり、効果があるということは、臨床家にとって最も重要なことである。最初の頃に述べたように、ETの使用に関する問題の一つは、その基礎理論と個人のニーズを合致させることの難しさである。強い不安を同じように経験する人は二人といない。症状や、ETに耐える力、ETから恩恵を受ける力も一様ではない。

　本書の主な目標は、第II部で紹介するような、最もよく見られる不安症状に対するエクスポージャーのための詳細な選択肢のリストを提供することである。エクスポージャーのためのたくさんの提案をすることで、セラピストの時間と創造的エネルギーを節約することを意図している。リストは決して包括的なものではないし、単にエクスポージャーの階層表に切り張りするためのものでもない。そうではなく、このリストがあなたにアイデアを与え、個々のクライエントのニーズに応じたETやRPの創造的な活用が促進されることを期待している。

　短い本章の目標は2つある。まず、これまでに述べた主要な治療法にETとRPの文脈を取り入れる方法を検討する。次に、次章から続く提案を最も効果的に活用する指針を示すために、第4章で紹介した基本的なエクスポージャー計画を具体化する。

第II部　エクスポージャーと反応妨害への具体的な提案

エクスポージャー療法の文脈化

　ETは、エビデンスに基づいた治療法として支持されているが、実際は技法であり、包括的な治療理論や治療モデルではない。そのためにかなり柔軟に用いることができる。臨床家のオフィスを訪れるクライエントの中で、1つの厳密な診断基準だけを満たし、マニュアル化された治療がふさわしい者はそう多くはない。加えて、連鎖球菌に感染しているかどうかを内科医が判断するより、全般不安症かどうかをメンタルヘルスの専門家が判断するほうが、はるかに難しい。したがって、エビデンスに基づいた治療の最も効果的な使い方は、臨機応変に使用の可否を決めることのできる、モジュール（Chorpita, 2007を参照）としての使用かもしれない。第3章と第4章では、ETやRPの基本的な戦略を紹介し、その後で、広義の認知行動療法（CBT）、弁証法的行動療法（DBT）、アクセプタンス＆コミットメント・セラピー（ACT）に、（いくぶんくだけた意味で）どのようにモジュール化できるかについて概観してきた。本章では、実施方法についての細目をもう少し見ていく。

治療の定式化

　クライエントの治療プランを立てる際に生じる葛藤の一つは、消費される金銭と、クライエントが治療に来ることに費やす貴重な時間やエネルギーを最小限に抑えながら、最大限の援助を提供することである。例えば、多くのクライエントはただ話を聞いてくれる人がいることをとても喜ぶが、サポートのためだけの文脈で治療を行えば、治療の取り組みが脇道にそれてしまうだろう。これは非指示的療法のような、一部のモデルに当てはまるかもしれない。しかし、話をする相手がいるというだけで第三者に保険を支払わせることについて、倫理的な懸念が生じる。また、一部の治療モデルは、大きなパーソナリティの変容が治療成功の鍵であると見ている。長期間の治療がふさわしいこともあるが、より深刻な障害が併存していたり、パーソナリティの病理が重複している場合を除き、概して不安症には長期間の治療は必要ない。

ただし、ETを用いる人によくある失敗として、急いでエクスポージャーを導入したために、クライエントが圧倒され、サポートされていないと感じ、治療からドロップアウトしてしまうことがある。ETに関する極めて重大な事実として、ETは効果的ではあるが不快なために、理論ほど実践は簡単ではないということがある。十分なサポートをしなかったり、クライエントの動機づけを高めずに、焦ってETを行うセラピストによって、クライエントは落胆し、ドロップアウトするだろう。治療に「失敗した」と解釈して、絶望するクライエントもいるかもしれない。

　Clark & Beck（2010）の文献には、ここで述べる以上のアセスメントに関する詳しい説明があるが、ここでは効果的なアセスメント戦略を選択するためのアドバイスをいくつか述べる。第1は、徹底した初期アセスメントに代わるものはない、ということである。不安症がある程度シンプルであり複雑ではない場合、すぐに治療を開始することは魅力的に違いない。なぜなら、結果は明らかですぐに生じるに違いないと思うからである。しかし、たいていの場合は、探し物を見つけることのほうが、そこに隠れているものを発見するよりも簡単である。症状を悪化させる可能性のある、併存症や不安の状況要因にしっかりと目を向けながら、最初の相談を行うことが望まれる。

　優れたアセスメントのためには、可能性のあるすべての診断を考慮に入れるべきである。不安症は他の不安症、あるいは他の障害と併存している場合が多い。特にDBTに関する議論で見てきたように、境界性パーソナリティ障害のような深刻な障害には、エクスポージャーは広い視点に立った治療の一部分としてしか存在し得ない。対照的に、不安症が単一恐怖症であることもある。徹底した面接によって、あらゆる障害の可能性を検討すべきである。そして、エクスポージャー療法の適用であると判断できたら、心理的、社会的両側面からクライエントの持つリソースをアセスメントすることが重要である。

　アセスメントの方法は、エクスポージャーを組み込む治療モデルによって決まるだろう。例えば、CBTを行うのであれば、Clark & Beck（2010）が概説している手続きが有益であろう。認知に焦点を合わせるモデルにふさわしく、アセスメントの一環として、（ベック不安質問票（Beck & Steer, 1990）のような）客観的な不安のアセスメントや、不安や不安のトリガーと関連した認知、そしてその根底にある信

念のアセスメントを行うべきである。

　どの症状を介入の標的とするのか、そして治療プラン全体のどこでつまずきやすいかを同定しておくことは重要である。ほとんどの場合、最初からETを行うのは良くない。ETやRPを始める前に、（自殺傾向や家族の危機のような）より緊急な事柄や状況を扱う必要があるかもしれない。ETやRPの実施がクライエントにとって難しい時は、特に重要である。セラピストとの強い信頼関係を構築し、他の領域での進展を通して強く成長することで、ETを大きな成功へと導く道が開かれるだろう。

　次に、あらゆる恐怖や不安に徹底的に取り組むこと、恐ろしい思考や感情、外的な状況や出来事を含む、できる限り詳細な回避行動／逃避行動のリストを作成すること、そしてこのプロセスにクライエントを積極的に参加させることが重要である。エクスポージャーを実施する際、他の恐れている項目への汎化を期待するが（そしてしばしば生じることではあるが）、詳細なリストがあれば、最適なポイントから治療を開始できる。1から100の詳細な自覚的障害単位尺度（SUDS）でリストを評価することで、恐れている対象の順位づけができ、最初のステップを計画する助けになる。エクスポージャーの最初の標的は、セラピストとしてそれが難しすぎないか、簡単すぎないかを確かめたいかもしれないが、たいていはクライエントに選ばせたほうが賢明である。

　最後に、精神的な強さと動機づけを丁寧に評価することで、クライエントは恩恵を受けるだろう。たとえ診断がはっきりしていて単純なものであっても、ETやRPを効果的にする特性をアセスメントすることが重要である。医療のたとえを使うならば、仮に病気ではなくても、患者は弱っているよりも健康度が高いほど、治療に耐えられるだろう。クライエントは、エクスポージャーを自分から進んで行い、安全確保行動を手放せるほど、変わりたいという欲求が強くなければならない。セラピストは、ETは最終的には最も役に立つが、難しい課題であることを教育しなければならない。そして、クライエントが十分に準備ができるよう、その課題に対して現実的になるよう励まさねばならない。面接室でのイメージ・エクスポージャーを行うことで、ETのプロセスを説明することもできる。その他に考えるべきこととしては、社会的、スピリチュアルな動機づけに関するサポートがある。友人や家族は励みになるかもしれないし、まったく逆になるか

もしれない。信仰やスピリチュアルは、多くの人にとってはET中の力の源になるようである。モチベーションを高めるたくさんのリソースがあるが、特に、クライエントが活用可能なDBT（例えば、マインドフルネスや苦悩耐性）やACT（例えば、ウィリングネスや価値）の考えは有益である。セラピーに活力を与えるだろう。

したがって、エクスポージャーに先立つ「適切なセラピー」では、何としてでも良いアセスメントを行う、幅広い不安に触れる、という目標をはっきりさせる。そして、治療的介入に値する他の障害やライフイベントの文脈にセラピーを位置づける。治療の道具箱すべてを開く必要はないが、ETやRPが成功するための精神的な強さを引き出す時間をとらずに、ETやRPを利用すべきではない。励ましや良好な治療同盟だけでよいこともあるが、たいていの場合は、理にかなったETの理論的根拠（第4章を参照）を理解するための時間を設けたり、心理的なサポートを得るための時間を設けたりすることで、クライエントは恩恵を受けるだろう。まったく別々の不安に関する問題に取り組むのであれば、これは特に当てはまる。ETとRPの文脈化について再検討しながら、もう少し見ていきたい。

単独でのET/RP

ET/RPの組み合わせは、それ自体が実証的に支持された不安の治療法である。特に、強迫症（OCD）のように回避や逃避行動が強い場合にはRPが組み込まれている。どのようにETを構造化するかについてはすでに紹介したが、繰り返すと、不安喚起の弱いものから強いものまでを並べた階層表を作成し、不安が顕著になるまで、不安喚起状況にクライエントを曝露し、不安が減少するまでその場にとどまるよう構造化する。純粋に行動的なETは、恐怖を克服する動機づけが十分にあり、他に顕著な病理性のない、単一恐怖症に利用できる可能性が最も高い。複雑な不安を持つクライエントであれば、動機づけが強く、ETがどのように機能するかをセラピストからしっかりと説明を受け、エクスポージャー中にメンタル、あるいは身体的な逃避をしないことを十分理解している場合にのみ、純粋なETに耐えることができる。パニックとその症状に対する内部感覚エクスポージャーも、かつてはその症状は認知的に説明されていたが、極めて行動的である。

多くの不安に対し高い評価を得ているRPの純粋な行動的側面の一つは、他行動分化強化（differential reinforcement of other behaviors：DRO）であり、様々な不安に有益である。基本的に、これは回避行動や逃避行動を行っていないことに対する強化である。虫を恐れてゴミ箱のゴミを捨てられない昆虫恐怖の人であれば、妻や子どもにゴミを外に捨てるよう頼まずに、自分でゴミを捨てたら、好きなテレビ番組や食べ物によって自分自身に報酬を与えてもよい。自分の恐怖を克服する助けにはならないかもしれないが、少なくとも、恐怖には何かしら「コストがかかる」ことをはっきりさせる。RPの利用に関する詳細は第3章で検討した。

CBTの文脈におけるET/RP

ほとんどの恐怖には認知的な要素がある。レスポンデントに条件づけられた恐怖と、それとは別に生理学的要素が中核にある恐怖があるが、人間の場合は不安から認知を分離させることは通常不可能である。たとえ生活の中での体験によって不安が生じていたとしても、思考はそれを持続させる。特に、全般不安症においては、ほぼすべての恐怖が認知そのものによって引き起こされている。そのため、ET/RPはまるで本拠地のようにCBTの中にしっかりと収まっている。認知の変容によって、行動の変容のためのしっかりとした基盤が築かれる。そして、ETとRPが必要であるという理解を深めて、エクスポージャー実施中に正しく注意を向ける対処戦略を教えることで、効果を高めることができる。自動思考を変え、より効果的な自己陳述を発展させることで、エクスポージャー課題に取り組むよう勇気づけ、不安感から逃げようとする衝動に抵抗するよう励ます。Clark & Beck（2010）は、ET/RPを組み込んだ非常に詳細な不安の認知モデルを提供している。

CBTのほぼ標準的な治療パッケージには、ETとRPが統合されており、ほとんどの不安症、特に全般不安症のような強い認知的要素を持つ不安症には、適した方法である。どのような時にCBTが適していないか、を考えておくことのほうがより生産的である。単一恐怖症においては、（恐怖に関する心理教育や不合理性を理解させるような）CBTの一部の要素だけを、ET/RPに先立って行えばよいかもしれない。完全なCBTを行うのは、やり過ぎの場合がある。

反対に、恐怖に圧倒され、クライエントが理性的に対処できないような不安のケースには、CBTは注意深く関わる。もし不安がパーソナリティの問題や自殺傾向で覆われているような時は、CBTでは不十分かもしれない。そのような場合には、DBTのようなより強力な介入モードが必要となる。

DBTの文脈におけるET/RP

　弁証法的行動療法（Linehan, 1993a, 1993b）は、慢性的自殺傾向や自殺未遂傾向を持つクライエント、境界性パーソナリティ障害（BPD）の人のような、より問題の大きなクライエントのために考案された。DBTは、それが開発された集団を踏まえ、明らかに集中的で多面的である。普通の不安症の人に必要とされるものよりも明らかに多い。第6章で述べたように、不安な人はより重篤な病理を抱えている可能性があり、重篤な病理には不安が含まれていることがある。しかしそういう場合は、不安は最初の治療的介入の主要な目標にはならないだろう。これは心的外傷後ストレス障害（PTSD）に苦しむ人にも当てはまるかもしれない。PTSDは不安症スペクトラムであるが、トラウマが重く、頻繁で、複雑な場合は、重篤な病理になりうる。そのような重篤なPTSDの人にとっては、DBTは考慮すべき有益なモデルかもしれない。

　不安を抱えるほとんどの人にとって、DBTは必要ないだろう。しかし、多くの人、あるいは大部分の人は、DBTと関連したスキルから恩恵を受けることができる。マインドフルネス、感情調節、そして苦悩耐性スキルは、特にET/RPと関連性がある。エクスポージャーの実施や、回避行動を手放す準備がまだ十分ではないならば、たとえCBTを計画している場合であっても、DBTの関連スキルモジュールを教えることで、ET/RPをより上手に達成する準備になる。エクスポージャーの持つ問題への対処スキルが必要な人と協同する際は、成功の可能性を高めるために、エクスポージャーを開始する前に、DBTのスキルを追加するとよい。

ACTの文脈におけるET/RP

　DBTはより重い病理に目を向けているのに対し、ACT（Hayesら, 2011）は、過去の病理ではなく全体的な幸福へと視点を変えている。価値を強調し、価値に沿った人生を生きることを強調することで、過去の精神病理学的治療ではなく人生哲学へと展開している。単に不安症状を取り除くことを超えた、より素晴らしい人生の展望をクライエントに与えるため、スピリチュアリティと実存的意味という源泉を深く取り入れている。これらすべては、ほとんどのクライエント（あるいは一般の人）に対して推奨できる。しかし、ほとんどの第三者支払人は、可能な限り速い方法で「障害」が軽減されることを望んでいる。そのために、ACTの全過程は必要とされていないようである。Hayesら（2011）は、そのような医学モデルへの関与を避けているが、多くのセラピストにとって、これは紛れもない事実であり、生活していくために必要なことである。

　アクセプタンス＆コミットメント・セラピーは、全体的な生活の質が不安症状によって強く影響を受けている場合は――自殺傾向やパーソナリティ障害ほどではないが――包括的なモデルとして役に立つだろう。不安は激烈になりうるので、すべての興味や関心の的と意味は、恐怖と恐怖からの回避にのみ込まれてしまう。CBTでは難しすぎるが、DBTを行うほど重篤ではない不安を持つクライエントに対して、ACTは優れたモデルである。エクスポージャーは、ACTの包括的なモデルの適切な文脈で実施できる。

　アクセプタンス＆コミットメント・セラピーは、ET/RPを促進するために、行動的、認知行動的なアプローチに取り入れることのできるいくつかの視点を提供する。苦痛をアクセプトすることは哲学的には、不安と、不安を回避しようと心配する悪循環をリフレーミングする。ETとRPの定義には多少の不快感が含まれているが、ACTはこれを面倒な試練であるという思いから、人生の例証――苦しみは不可避でありアクセプトしなければならない――という思いに変化させる。加えて、価値と価値に方向づけられた人生を送ることに焦点を当てることは、基本的なETを、不安を緩和する技法である以上に、より良い、より意義のある人生に向かうための手段へと変化させる。この時RPは、クライエントが恐怖をアクセプトし、苦痛を避けるという難題を行わないという、ウィリングな選択

となる。ACTのこうした側面は、クライエントにACTのすべてのプロセスを受けることを求めなくても、CBTの心理教育に容易に組み込むことができるだろう。

このようなことは、幅広い治療モデルにETとRPを組み込む、あるいは、治療モデルの基本アプローチを改善するためにETとRPを利用する方法に関する、わずかな示唆でしかない。マニュアル化に向けた努力をしたとしても、心理療法は創造的で個別化されたプロセスを残すだろう。クライエントの幸福のために、実証的に支持されたモジュールを適用し、科学的、さらには人間学的な治療とのバランスのとれたアプローチになるだろう。

第II部のメニューの利用法

第II部では、どこでも利用可能なできるだけ完全なエクスポージャーのリストと、反応妨害に利用可能なターゲットを提供する。個々のクライエントに適したエクスポージャーを選択する、ある種のビュッフェのようなものであり、恐怖を抱える人がすべて克服しなければならないリストではない。クライエントのニーズに妥当で適切であるかを見極めるために、セラピストとクライエントは協同して選択肢を探し求めるべきである。第II部は、エクスポージャーや反応妨害を行う手順書ではない。リソースとして活用してほしい。以下に、第II部を最大限に利用するための方法をいくつか提案したい。

不安階層表を協同して作成する

第II部では、多くのよく見られる恐怖をリストにし、異なったタイプのエクスポージャーと、反応妨害のターゲットになる反応を提案した。どのカテゴリーから取り組むかという決定は、クライエントと協同して行うのがベストである。最初はリストを参照せずにクライエントの不安を調べ、すべての恐怖項目のリストを完成させてほしい。それから、SUDSの1〜100のスケール評定に従い、最も低い項目から最も高い項目までを不安階層表に並べる。典型的なエクスポー

ジャーでは、SUDSの最も低い項目がETを行うに値するほど重要であれば、最も低い項目から高い項目へと進めていく。例えば、誕生日パーティーで風船が割れる音に軽い恐怖を感じても、そのためにパーティーを回避するような経験はない人がいたとする。そのようなケースでは、ETはそれほど必要ではない。また、恐怖の中には稀なものがあり、それが日常生活で問題なければ、たとえSUDS得点がかなり高くても、ETの重要な目標にはならないだろう。都市に住む人のヘビ恐怖がSUDS得点で60と評定されても、日常生活を妨げている恐怖に取り組み終わるまでは、ETを行う必要はないかもしれない。このように、最も低い項目から高い項目へと厳格に進める必要はない。ターゲットの選択は、SUDSによる一連の評定の後であっても、恐怖の全体的水準のバランス、クライエントの生活との関連、曝露へのクライエントのレディネスに基づいて、協同的に行うべきである。記録用紙9.1は、すべての恐怖の優先順位づけをするためのフォーマットである。

　次に、カテゴリー内の個々のターゲットを選択する。例えば、複数の恐怖を抱えている人が、時間とお金をかけて、橋を回避し、通勤で遠回りをしているのであれば、高所恐怖症が最優先される。その次は、この特定の恐怖に対するエクスポージャーの階層表のステップを考える。第4章の最後にある記録用紙4.1（使用法は第4章で説明した）を使うと便利である。セラピストとクライエントがアイデアを出し尽くした後に、第10章の高所恐怖症の欄にあるリストを参照すれば、エクスポージャーのための新しいアイデアが得られるだろう。もしリストの一部が自分に関連しているとクライエントが同意したら、その時はSUDS得点をつけ、その項目を階層表に加える。ここで重要な鍵は、クライエントは現実エクスポージャーの例ほど簡単に、イメージ・エクスポージャー、内部感覚エクスポージャー、バーチャル・リアリティ・エクスポージャーについては、考えられないかもしれないということである。

　同様の手続きは、安全確保行動に対しても実施できる。記録用紙3.1に記録されているものに、第II部で提供されているリストの中からふさわしいものを追加する。

メニュー以外のことを考える

　次章からのリストは、エクスポージャーに役立つ提案をするために考案されているが、別の目的もある。すべての恐怖状況をリストにすること、もしくは恐怖を抱くすべての人に使えるリストを作成することは不可能であり、セラピストの創造性を必要とする余地がたくさん残されている。本書で紹介するクライエントに関連した恐怖のリストを眺めることで、エクスポージャーについてのアイデアが刺激されるだろう。その可能性を最大にするためにも、階層表を完成させる前に、クライエントにリストをよく見てもらうことが、多くの場合有益である。

　セラピストにとってのリストの別の活用法は、月並みであるが、ETやRPに関する創造的な思考を刺激することである。セラピストが計画的にリストに向き合うことで、心の中の連想のネットワークが広がり、クライエントのためのエクスポージャーをカスタマイズする革新的なアイデアが生まれやすくなる。心の中に実例や関連性のあるものが増えれば増えるほど、その情報のこれまでにない表現を生み出す連想が豊かになるだろう。

　エクスポージャーを始めるにあたっては、それらが鮮明に感じられ、クライエント個人に関連があるようにして取り組むとよい。喚起する感情が強ければ強いほど、より効果的にエクスポージャーを終わらせる役に立つだろう。

内側から外側へ

　一般に、エクスポージャーはクライエントの内側から外側へ動いていく。つまり、イメージ・エクスポージャー（心の中）から、感情エクスポージャー、内部感覚エクスポージャー（身体の中）、現実のように見えるバーチャル・リアリティ・エクスポージャー、そして「ライブ」で行う現実エクスポージャーである。これらのすべてが、各クライエント、各恐怖のために必要であるとは限らない。ほとんどの場合、恐怖が強ければ強いほど、現実エクスポージャーにつなげるためにより多くのステップが必要である。第4章で述べたように、時には現実エクスポージャーから始めることが適していることもある（エクスポージャー体験の準備のための適切な働きかけが、すでにクライエントに施されている場合）。パニック症のよう

なクライエントには、内部感覚エクスポージャーを長く行う必要があるだろうが、まったく行わない人もいる。重要なポイントは、あらゆる側面を考慮しながら、ETによってクライエントを上手にナビゲートする最小限のステップを選択することである。

　内側から外側へという原則は、エクスポージャーの物理的な場面にも当てはまる。多くの場合、最初のエクスポージャーはセラピストのオフィスで、セラピストの監督と支援のもとで実施される。この段階は、クライエントが外の世界に移る自信をつけるために極めて重要である。理想的にはセラピストが、現実エクスポージャーで何回かクライエントに同伴するとよい。例えば、広場恐怖症のエクスポージャーのために、ショッピングモールでクライエントと同伴するとよいが、すべてのケースで行うのは現実的ではない。1人で現実場面の恐怖に直面できるようになるまで、家族や友人が初期の支援を行うとよい。

複数の階層表への対処

　本章の初めに、クライエントのあらゆる恐怖に関するエクスポージャーを、開始前に徹底的に考え抜く必要があることについて検討した。そして、必ずしも簡単なことではないが、どこから始めるかという優先順位について触れた。これには最後の問いが残っている。つまり、1つの恐怖に関する階層表がすべて終了してから、別の階層表に移るのか、という問いである。

　エクスポージャーに耐えられるようになることは、学習されたスキルである、ということを覚えておくことが重要である。つまり、このアプローチはスキルを学習することと同じである。まず、挑戦する意義が十分にあり、圧倒されてはいない1つの恐怖から始める。そして、クライエントがSUDS得点の高いレベルに実際に耐えているだけでなく、エクスポージャー・エクササイズへの対処能力や、回避行動をせずに行う自信を表明したり、実際にできているサインが示されてから、その階層表を進めていく。最初の恐怖の階層表をセッション外のホームワークや現実セッションで続けた後に、新しい階層表の低いレベルをセッションに導入することを考える。すぐに汎化が生じ、すべての階層表のすべてのステップを扱う必要性は減ってくるだろう。物事は比較的ゆっくりとしたペースで始まり、

治療が進むにつれて進歩が速くなることが予測できる。しかし、そのような予測をクライエントには伝えないことが肝要である。もしセラピストが示唆したように治療が進まないと、クライエントはある意味、失敗しているのではないかと感じるかもしれないからである。

　クライエントが治療過程で学んだエクスポージャーや他のスキルを使って、不安に対処することを学んだら、クライエントとセラピストは、セッションを減らすタイミングについて、協同して決定する。エクスポージャーのホームワークをセッション間で続けながら、毎週のセッションを隔週へと減らしていく。隔週を何度か続けた後、月に1度から数か月に1度へと移行する。説明責任を継続し、再発の可能性を減らすためである。定期的な治療が終わった6か月後の、フォローアップセッションを望む人さえいるかもしれない。こうしたことは、単に不安だけではなく、広範囲の症状、必要とされるマネジメント、サポート次第である。

記録用紙9.1　異なった恐怖の階層表

　この記録用紙で、あなたの恐怖の完全なリストを1か所にまとめることができます。まず、最高の苦痛レベルに基づく評定をしてください。1はそれを考えたり行ったりする不安や不快感がない、100は絶対に耐えられない苦痛です。100に近いものばかりであったり、低い得点ばかりである場合は、あなたが正しく判断できるようにセラピストが支援してくれるでしょう。なぜなら、通常、不安を感じている人は、恐怖に圧倒されていると感じるからです。次に、特定の恐怖があなたの日常生活をどの程度妨害しているかを、1から10で得点化してください。

　あなたはここにある恐怖それぞれに対して、別々のエクスポージャー階層表を作成することになります。しかし、この記録用紙は、あなたが体験している恐怖について、どこから扱うかを計画する役に立つでしょう。必ずしも最も恐怖が低い項目や、日常生活を最も妨害している項目から始める必要はありません。どこから開始するかについて賢明な選択をする手助けをセラピストがしてくれます。一緒に介入の順番の欄に、順番を記入していきましょう。

恐怖	種類 (恐れる場所、物、状況、感情、思考、心配)	SUDS得点 (1〜100)	妨害得点 (1〜10)	介入の順番 (セラピストと記入する)

第10章

単一恐怖症とエクスポージャー療法

　これまでに紹介してきたように、エクスポージャー療法の起源は単一恐怖症（simple phobias）の治療にあり、長い間恐怖症に有効であると考えられてきた。ここではエクスポージャーのアイデアを記したメニューを示すことから始める。なお、DSM-5の限局性恐怖症（specific phobia）の核となる基準は、以下のような内容である。特定の対象または状況（例えば、飛行すること、高所、動物、注射されること、血を見ること）への顕著な恐怖と不安があり、その恐怖の対象または状況は、ほとんどいつも、恐怖や不安を誘発し、積極的に避けられたり、強い恐怖や不安を感じながら耐え忍ばれている。そして、これらは特定の対象や状況によって引き起こされる実際の危険性や、社会文化的文脈上、釣り合わない恐怖であり、6か月以上持続していることが必要条件である。また、DSM-5には5つの主要なタイプの恐怖症が、具体的に述べられている。すなわち、動物、自然環境、血液・注射・負傷、状況、その他である。

　恐怖症は、純粋な行動的エクスポージャーが最も適した不安症であるが、時には、認知行動療法（CBT）あるいはアクセプタンス＆コミットメント・セラピー（ACT）の原理がエクスポージャーを進める力をクライエントに与えるだろう。また、多くの恐怖症は、現実エクスポージャーが簡単に利用できるが、イメージ・エクスポージャーから始めることが望ましい。

第Ⅱ部　エクスポージャーと反応妨害への具体的な提案

単一恐怖症のためのアイデア

動物

◇犬

〈イメージ・エクスポージャー〉
- この後の現実エクスポージャーのセクションで紹介するステップをイメージする
- 録音した犬の鳴き声を聴く
- （ドッグショーの犬のような）おとなしい犬のビデオを見る
- 犬が遊んでいるか格闘しているビデオを見る

〈現実エクスポージャー〉
- セラピストのオフィスで（もしくは自然な状況でフェンスの向こう側にいる）リードでつながれた小犬に直面する*
- 小犬にできるだけ近づく*
- 小犬に手をなめさせる*
- 1人で小犬と一緒にいる*
- 小犬にエサを与える*
- 小犬と外に出かける（最初はセラピストと同伴、次は1人で）*
- 上記のステップを大きな犬で繰り返す*
- 動物愛護協会を訪問する*
- リードにつながれていない犬と出会う可能性のある場所に出かける*
- 他人（特に子ども）が犬と遊んでいるところを見る

（*の項目はThyer, 1981から引用）

〈反応妨害〉
- 歩いている時に犬を避けるために、通りの反対側に渡っている
- 犬を飼っている家族を夕食に招待する機会を減らしている
- 犬を散歩させている人から離れている

◇這い回る昆虫／蜘蛛

〈イメージ・エクスポージャー〉

- 蜘蛛／昆虫を心の中でイメージする
- 記憶の中の蜘蛛／昆虫を説明する
- 「ちびっこクモさん（Itsy Bitsy Spider）」［訳注：童謡の名前］を手の動きをつけて歌う
- 蜘蛛／昆虫の絵を見て、それから絵に触る
- 蜘蛛／昆虫のビデオを見る
- ゴムかプラスチックでできた蜘蛛／昆虫を手に持つ
- 毛で覆われた素材を擦りつける（Krijn, Emmelkamp, Olafsson, & Beimond, 2004）

〈現実エクスポージャー〉

すべてのエクスポージャーで、在来種の蜘蛛／昆虫を用いる。

- ビンの中にいる蜘蛛／昆虫を見る*
- 自然な状況で蜘蛛／昆虫に近づく*
- ビンなどの中の蜘蛛／昆虫を捕まえる
- 友人に、まるで「実際に」見ているかのように蜘蛛／昆虫について説明する
- 毒を持たない蜘蛛／昆虫を触り、手の上を這い回らせる
- ガレージや地下室の蜘蛛の巣を掃除する

（*の項目はAndersson, Waara, Jonsson, Fredrik, Carlbring, & Lars-Göran, 2009から引用）

◇飛んでいる昆虫／蜂

〈イメージ・エクスポージャー〉

- 対象となる昆虫を心の中でイメージする
- その心の中のイメージを詳細に説明する
- 昆虫／蜂のたてるブーンという羽音を口で作る（セラピストがクライエントのために行ってもよい）
- 昆虫／蜂のたてるブーンという羽音の録音を再生する
- 昆虫／蜂のビデオを見る

- 昆虫／蜂の絵を見る／触る*
- プラスチックの昆虫／蜂を見る／触る

〈現実エクスポージャー〉
- ビニール袋／ビンの中の死んだ昆虫／蜂を見る*
- それらの昆虫／蜂について丁寧に説明する
- 死んだ昆虫／蜂を触る*
- 噛みつく／刺すことのない生きた虫を触る／つかむ
- オフィスの周りに虫を飛び回らせる*
- 花の上にのっているミツバチに近づく／観察する
- 放置された蜂の巣を叩き壊す
- 昆虫が隠れているかもしれない岩をひっくり返す
- 養蜂家を訪れ、巣箱を見る

(*の項目はAbramowitzら, 2011から引用)

〈反応妨害〉
- 昆虫が飛んでいるかもしれない屋外、茂み、地下室、ガレージ、ピクニック、その他の場所を避けている

自然環境

◇高所

〈イメージ・エクスポージャー〉
- 手すりのある崖、建物の最上階、ショッピングモールの上層階などから下を見ているところをイメージする
- 手すりの**ない**同じ状況をイメージする
- 想像した崖の一番底を詳細に説明しながら、同じ状況をイメージする
- 広い場所で長いエスカレーターに乗っている、もしくはガラス張りのエレベーターに乗っているところをイメージする
- プールで高飛び込み台の上に立っているところをイメージする
- 飛行機、スカイダイバーのヘルメットについたカメラ、その他の高い場所

から撮影された写真を見る
- 建物の最上階や崖の上から撮影したビデオを見る
- 高所でのアクションシーンが撮影された映画を見る
- 高所が描かれたIMAX、他の高解像度映画、もしくは3D映画を見る

〈バーチャル・リアリティ・エクスポージャー〉
- 高所恐怖に対するバーチャル・リアリティは、研究が進められている領域である。プログラムの詳細は、Krijnら（2004）に掲載されている

〈内部感覚エクスポージャー〉
- 高所はめまい感が生じやすい。そのため第12章の「めまい」のエクスポージャーを参照してほしい

〈現実エクスポージャー〉
　以下の項目のいくつかは、手すりをつかんで、もしくは手すりをつかまずに行うことができる。
- バルコニーに立つ*
- （崖、高い建物の屋上などの）高い場所の縁から周りを見渡す。建物の中からガラス越しに外を見ることから始め、屋上に移動することもできる*
- 手を後ろに回した状態で手すりに向かって歩く、もしくは走る*
- 同じことを後ろ向きで走って行う*
- エスカレーターに乗る
- バンジージャンプをしている人を見る
- 遊園地にあるジェットコースター、観覧車、その他の高所の乗り物に乗る
- ガラス張りのエレベーターに乗る
- 高飛び込み台の上に立つ（もし飛び込みの経験があるのであれば飛び込む）
- 歩道橋や吊り橋を渡る

（*の項目はAbramowitzら, 2011から引用）

〈反応妨害〉
- エレベーター、エスカレーター、ショッピングモールの上層階のフロア、橋、高い建物などを避けている
- 丘や見晴らしの良い高台を避けるために、旅行のルートを変更している

◇嵐

〈イメージ・エクスポージャー〉
- 嵐の持つ一側面をイメージすることから始める。次の項目から特定の項目を選ぶ
- 黒雲、風や雨の音、稲妻や雷鳴を含んだ嵐をありありとイメージし、そして、嵐の中に1人でいるかのように風や雨を感じ、漏斗雲さえイメージする（セラピストがイメージをガイドして構わない）
- セラピストがクライエントに、このガイドを行っているところを録音する
- 実際の嵐の録音で行う
- 過去に経験した嵐を思い出すか、最悪のシナリオをイメージしながら、嵐についての物語を書く
- ハリケーンの場合は、「目」が通り過ぎる時には間を入れる
- 録音した音声を鳴らす、風をシミュレートするために扇風機の近くに行く、雷鳴をシミュレートするために誰かが明るい光を点滅させる、といったことでリアリティを出す。電車の音（警笛の音は除く）の録音で、竜巻の音をシミュレートできる
- 嵐に関する、特に写真や個人の話が掲載されている雑誌記事を読む
- 様々な種類の嵐のビデオやドキュメント番組を見る

〈現実エクスポージャー〉
- 嵐によって被害を受けた場所を訪れる
- 悪天候になりそうな時、あるいは、風の強い日に屋外に出る
- 嵐の時に窓の外をよく観察する
- 嵐の時に車を乗り回す*
- 嵐の時に屋外で立っている

（*の項目はAbramowitzら, 2011から引用）

〈反応妨害〉
- 空の雲の状態を観察している
- 必要以上に天気予報を見ている
- 悪天候を恐れるために計画を変更している（天気予報による計画変更を除く）

◇水

〈イメージ・エクスポージャー〉
- 離れたところから水を見ているところをイメージし、そこから水に近づいていくイメージをする
- 池やビーチの縁を歩いている
- プールに足を入れている
- 水に潜っている（よりリアリティを高めるために息を止めてもよい）
- 泳いでいる
- はるか遠くの海へと泳ぎ、水難救助員による救助を必要としている
- 自然な状況での水泳（水泳大会ではない）のビデオを見る
- 水難救助や水の危険を扱った映画を見る
- プールやビーチの近くに座り、他の人が泳ぐ／飛び込むのを観察する

〈内部感覚エクスポージャー〉
- 一時的に水中の感覚をシミュレートするために、しばらくの間息を止める

〈現実エクスポージャー〉
- 水の上に架かる橋や桟橋の上を歩く
- （水辺であれば）岸、（プールであれば）端に近づく*
- 浅瀬を歩く、もしくはプールに足を踏み入れる（可能であればはしごをつかみながら）*
- プールの中で、水に潜りすぐに顔を出す*
- 海か湖の浅瀬に座る
- （浅瀬で）短い距離を他者のところまで泳ぐ*
- プールの端で水に潜って5秒間泳ぐ*
- サーフボードや浮き輪のような水泳補助器具を使い、海か湖の深いポイントで泳ぐ
- 自分の身長より深い場所で短い時間泳ぐ（プールでは最初壁の近くで行い、それから中央の深い場所に移動する）*
- プールサイドからプールの浅い場所に飛び込む*
- プールサイドからプールの深い場所に飛び込む*

- 不安が下がるまで飛び込み台の縁に立ち（飛び込むつもりはなく）、それから戻る
- 飛び込み台からプールに足から飛び込む*
- 飛び込み台からプールに頭から飛び込む*

(*の項目はSherman, 1972から引用)

〈反応妨害〉
- 水の上を渡る、もしくは近づくのを避けるために、（徒歩や車の）旅行ルートを変更している

血液・注射・負傷

◇針と注射

〈イメージ・エクスポージャー〉
- 病院の診察室で、トレイの中の注射器の針を見ているところをイメージする
- 手を伸ばしそれを取る
- 針で自分を刺しているところをイメージする
- 看護師が今あなたの肩に注射をしている。その時起きていることを観察し描写する
- あなたの腕から採血されている場面をイメージする。セラピストは詳細を鮮明に描写してもよい（できるだけ多感覚に訴える描写をする）。セッション間のホームワーク用に、クライエントに音声録音を渡してもよい
- 自分の手をつねる
- 注射や採血の方法を説明しているビデオを見る
- 人が注射や採血されているビデオを見る
- 手術が行われているビデオを見る

〈現実エクスポージャー〉
- メスや注射器を見る
- 誰かがメスや注射器を持っているのを見る

- メスや注射器に触って動かす*
- 注射器で自分の皮膚を刺す
- 有資格者が、腕の静脈に生理食塩水を注射する*
- 鍼治療を受ける**
- 献血する**

(*の項目はLilliecreutz, Josefsson, & Sydsjö, 2010から引用、**の項目はAbramowitzら, 2011から引用)

〈反応妨害〉

- 愛する人と一緒に医者にかかることを避けている
- 必要な医療処置を受けることを避けている

◇血液

〈イメージ・エクスポージャー〉

- 包帯についた血液をイメージする
- 自分の指を切るところをイメージする
- 鼻血が出ている友人を助けるところをイメージする
- 赤いクレヨンやマジックペンを使って、血を表現した絵を描く
- 血や傷が描かれた絵を見る*
- 血が描かれたシーンのある映画の一場面を見る*
- 血液が見える手術のビデオを見る*

(*の項目はAbramowitzら, 2011から引用)

〈現実エクスポージャー〉

- 他の人が採血を受けているのを見る*
- 動物の血液が入ったビンを持つ*
- 血のついた生肉の塊を持つ*
- 偽の血液を身体につけ、それが本物であるかのように振る舞う*
- メスで自分の指を刺す*
- 長時間、瀉血専門医を観察し、バイアル瓶を扱う

(*の項目はAbramowitzら, 2011から引用)

〈反応妨害〉

- 血のついた肉を買う、もしくは調理するのを避けている
- 出血がある場合、自分や愛する人に適切な処置を施すことを避けている
- 血が映るかもしれないニュースやメディアを見ないようにしている

◇医療処置

〈イメージ・エクスポージャー〉

- 病院で血圧測定を受けているところをイメージする
- 採血、あるいは簡単な外科処置を受けるといった、外来処置をイメージする
- 虫垂切除手術のような簡単な医療処置をイメージする（クライエントがイメージしづらいようであればセラピストが手順をナレーションしてもよい）。手術の場合であれば、心電図モニターの警告音、金属性の器具の音、医師や他のスタッフの声、可能であれば麻酔のにおいを含める
- そのような処置をしている写真を見る*
- そのような処置をしているビデオを見る*

（*の項目はAbramowitzら, 2011から引用）

〈現実エクスポージャー〉

- 病院で座る*
- 病院の中を歩く*
- 診察台の上に座る*
- 医療処置を受けている人を観察する*
- 自分自身の血圧、脈、体温を測る
- 侵襲的な処置を必要としない、小さな問題で医者に行く*
- 全身の診察を受ける（きちんとした膣の検査や前立腺検査などを含む）*
- 必要な医療処置を受ける*

（*の項目はAbramowitzら, 2011から引用）

〈反応妨害〉

- 必要な身体的検査や処置を受けることを拒絶している

- 同じことで家族と一緒に行くことを避けている
- 病院や老人ホームにいる愛する人に会いに行かない

◇ナイフ

〈イメージ・エクスポージャー〉

- 小さなナイフを見ているところをイメージする
- ナイフに触る
- ナイフを持つ
- ナイフで切る
- 大きなナイフ／肉切り包丁で、上記と同様のことを行う
- 大きなナイフを使っている友人を観察する
- 誰かが料理でナイフを使っているビデオを見る
- ナイフ投げのビデオを見る
- 誰かと一緒に料理をしている最中に、誤ってその人の指をナイフで切ってしまった、という物語を書く

〈現実エクスポージャー〉

- 折りたたみ式の小型ナイフを持ち歩く
- 折りたたみ式の小型ナイフを開いて閉じる
- 肉切り包丁を見てから持つ*
- 家の中のいつでも見ることのできる場所にナイフを置く*
- 刃物類を扱う店に行く*
- 目の前でナイフを使う日本食のステーキハウスや他のレストランに行く
- ナイフを使って小さな物を切る（例えばじゃがいもの皮をむく）
- 大きなナイフを使って肉を切る
- 誤って誰かを切ってしまうことが怖いのであれば、友人と一緒に料理をし、ナイフをあなたと友人の間に置いておく*

(*の項目はThyer, 1985から引用)

第Ⅱ部　エクスポージャーと反応妨害への具体的な提案

状況

◇飛行機

〈イメージ・エクスポージャー〉
- 飛行機に乗るステップをイメージする
  - 荷造りをしている
  - 空港に向かうために家やホテルの部屋を出ている
  - 空港に向かっている
  - 搭乗手続きをしている
  - 保安検査場を通っている
  - 搭乗ブリッジを通り飛行機に向かっている
  - 飛行機の座席に座っている
  - 飛行機が誘導路を走行している
  - 離陸している
  - 飛行している
  - 着陸している
  - すべての感覚を強調する。空港にいる人のざわめき、エンジンの音、搭乗する飛行機のジェット燃料のにおい、座席の上のノズルから吹き出す空気など
- 最悪のシナリオを含めるように、シナリオを変える
- 飛行機に関する本を読む
- 飛行機が離陸し着陸するビデオを見る
- 飛行機の内部を撮影したビデオを見る
- 飛行機で起きたトラブルを描写している映画を見る

〈内部感覚エクスポージャー〉
- もし恐怖症の一部に乗り物酔いへの恐れがあれば、第14章のアイデアを参照してほしい

〈バーチャル・リアリティ・エクスポージャー〉
- バーチャル・リアリティ（VR）は、飛行機恐怖に効果的であることがよく知

られている（Krijnら, 2004）。Rothbaum, Hodges, Smith, Lee, & Price（2000）の研究は、模範的な研究である。VRシミュレーションでは、良い天候や悪い天候の中、実際に体験しているかのような音声刺激をスピーカーで再生しながら、フライトが続く。なお、この研究では、VRエクスポージャーの後に現実エクスポージャーが行われている

〈現実エクスポージャー〉
- 空港に行き、ターミナルを歩く
- 飛行機が離陸、着陸するのを見る*
- 飛行機の座席に座る*
- 飛び立つ

（*の項目はAbramowitzら, 2011から引用）

〈反応妨害〉
- 空港を避けている
- 飛行機を使うことが望ましい時でも飛行機を使わないでいる

◇車の運転

〈イメージ・エクスポージャー〉
- 車の運転席に自分が座っているところをイメージする
- エンジンをかけるが、パーキングのままにしておく
- 日中、天気の良い日に真っ直ぐな道を走り始める
- 異なった条件にイメージを変更する（天気、昼か夜、霧、橋の上、山道など）
- 最悪のシナリオをイメージする（例えば事故に遭う）
- 車内からとった自動車レースのビデオを見る
- 映画のカーチェイスのシーンを見る
- ハンドル操作をして車を運転するテレビゲームで遊ぶ

〈バーチャル・リアリティ・エクスポージャー〉
- 運転恐怖症も、VRの効果が支持されている（Krijnら, 2004）。Wald & Taylor（2003）の研究は、使用するハードウェアについての情報が掲載された模範的研究である

〈現実エクスポージャー〉

　これから紹介する項目は、助手席に友人に座ってもらって行うこともできる。人によっては、階層表の不安が低くなるかもしれないし、（人を傷つけてしまう恐怖のために）不安が高くなるかもしれない。
- 運転席に座りエンジンをかける
- 車のギアを入れるが、ブレーキに足をのせたままで、発車しない

　次の項目は、昼か夜か、晴天か雨か雪か霧か、必要に応じてレベルを上げることができる。*
- 車庫から道路まで行ったり来たりする
- 静かな脇道か駐車場でゆっくり走る**
- 近所のよく知っている場所で運転する**
- 都市部の道路で運転する**
- 高速道路で運転する*/**
- 混雑する時間に運転する**
- 慣れていない車、もしくはレンタカーを運転する

（*の項目はWald & Taylor, 2003から引用、**の項目はAbramowitzら, 2011から引用）

〈反応妨害〉
- 普通なら自分が運転してその人を連れて行くような場所だが、他の人に頼んでいる
- 運転を避けるために別の交通手段を使っている
- 運転を避けるために自分の車を売る、もしくは修理しない
- 運転している間、助けてもらいたくて電話で話をしている

◇橋

〈イメージ・エクスポージャー〉
- 庭にあるような小さな橋をイメージすることから始める
- 次のステップを小さな橋から湖や川に架かる橋まで行う
  - 離れたところから橋を見る
  - 橋に近づく

- 誰かが橋の上を歩いているのを観察する
- 自分が橋の上を歩く
- 前を向いて橋を渡る
- 橋の途中まで渡り、渡り切る前にしばらく止まって橋の左右を見渡す
- 様々な感覚を使う。風が吹くのを感じる、水のにおいを嗅ぐ、通り過ぎて行く車の音を聞く、手すりの冷たさを感じるなど
- 最悪のシナリオをイメージする（落ちるなど）
- 他の人の運転で橋を渡る
- 車を運転して橋を渡る（同乗者がいる、もしくはいない）
- 橋を渡っている車のビデオを見る
- 人が橋の上を歩いているビデオを見る
- 橋の上で劇的な事件が起きるシーンのある映画を見る（車が宙吊りになるなど）

〈内部感覚エクスポージャー〉
- この恐怖症には目の眩む感覚やめまいが生じるかもしれないので、第12章の「めまい」を参照してほしい

〈現実エクスポージャー〉
- 上記のイメージ・エクスポージャーのステップを行った後、実際の状況で行う（最悪のシナリオを除く）

〈反応妨害〉
- 橋を避けるために、旅行のルートを変更している

◇トンネル

〈イメージ・エクスポージャー〉
- トンネルの入り口をイメージする
- トンネルまで歩いて近づき中をのぞき、それを詳しく述べる
- 車か電車に乗りトンネルに入る
- 車を運転してトンネルに入る
- トンネルに歩いて入り中をブラブラ歩いて、周りを詳しく観察する。多感覚が重要である。じめじめしたにおいを嗅ぐ、冷たいもしくは湿った空気

を感じる、暗闇を擬似的に作るために目を閉じる、壁を感じるなど
- 地下鉄の駅に行き、地下鉄に乗っているところをイメージする
- 最悪のシナリオをイメージする
- トンネル、特に長く水面下を通るロンドンとパリを結ぶ英仏海峡トンネルの写真を見る
- トンネルを通るビデオを見る

〈現実エクスポージャー〉

これらは同伴者と一緒に、または同伴者なしで行うことができる。
- 短い陸橋の下を歩く
- 窓のない囲まれた通路を歩く(例えば、ショッピングモールやスタジアムの裏の廊下)
- トンネルのある遊園地の乗り物に乗る
- (もし可能であれば)車を降りて、トンネルに近づく*
- 車に乗り込む*
- トンネル近くまで車を運転し、そこで止まる*
- (状況が許せば)車でトンネルの開口部まで行く、それから4分の1まで行く、それから半分まで行く、それからトンネルを通過する*
- 地下鉄に乗る

(*の項目はGötestam & Svebak, 2009から引用)

〈反応妨害〉
- トンネルや類似の場所を避けるために旅行のルートを変更している

◇**閉所(エレベーター)**

〈イメージ・エクスポージャー〉
- ドアの開いたクローゼットの中にいるところをイメージし、それからドアの閉じたクローゼットの中にいるところをイメージする
- 狭いバルコニーに立っているところをイメージする
- 窓がなく、壁が迫ってくるような小さな部屋にいるところをイメージする
- 小さな入口を通って洞窟に入り、入り口から離れた大きな空洞に降り、そ

れからフラッシュライト／ランプが燃え尽きているところをイメージする
- ガラス張りのエレベーターに乗り、1階だけ上がっているところをイメージする
- ガラス張りのエレベーターに乗り、数階上がっているところをイメージする
- 上記2つの項目を、窓のないエレベーターで繰り返す
- エレベーターが動かなくなっているところをイメージする
- エレベーターに乗り、このようなことを1人または他の人と行う（人によって、人ごみは簡単だったり難しかったりする）

〈内部感覚エクスポージャー〉
- この恐怖は窒息や過呼吸の感覚と関連していることが多いので、第12章の「過呼吸／息切れ」を参照してほしい

〈バーチャル・リアリティ・エクスポージャー〉
- VRは、バルコニー、小さな庭、窓やドアのある、あるいはない部屋、内側に向かって動く壁、エレベーターといった閉所恐怖にも用いられている（Krijnら,2004）

〈現実エクスポージャー〉
- 小さな個室トイレ、車の後部座席、寝袋などに入る*
- タートルネックやスカーフを身につける*
- 手錠をかけるか、重たい毛布で身体を包む*
- ラッシュアワーの大渋滞の中を運転する
- エレベーターに入り、ドアを開けたままにするボタンを押し、それから外に出る
- クローゼットに入り、クローゼットが人でいっぱいになるまで友人たちに中に入ってもらう
- 上記のイメージ・エクスポージャーの項目の、エレベーターのステップを実際に行う
- CT、MRI、もしくは密閉された日焼け用ベッドに入る

（*の項目はAbramowitzら,2011から引用）

〈反応妨害〉
- エレベーターではなく階段を使っている
- 部屋のドアを開けて寝ている、または部屋で過ごしている
- 閉じ込められたという感覚を引き起こす機器の使用が含まれる医療処置を避けている
- 渋滞や特定の道で閉塞感を感じるために効率的な旅行ルートを避けている

その他の恐怖

◇喉を詰まらせる

〈イメージ・エクスポージャー〉
- もし恐怖症が実際に喉を詰まらせる出来事に起因するのであれば、そのストーリーの語りを作成する
- 飲み込みにくい食べ物を咀嚼しているところをイメージする
- 食べ物を一口食べて喉を詰まらせているところをイメージする
- 咳をしたい衝動、喉の膨満感、口の中の食べ物の味など、多感覚で実際に喉を詰まらせているところをイメージする
- これを、プライベートな状況でイメージし、それから公的な状況でイメージする（順番は、その人にとってどちらが階層表で低いかによる）
- 喉を詰まらせている人の写真を見る
- 喉を詰まらせる愉快なビデオを見る
- ハイムリック法［訳注：喉に詰まった異物を除去する救急救命法］の説明ビデオを見る
- 生々しく喉を詰まらせているビデオを見る

〈現実エクスポージャー〉
　進歩に伴ってプライベートな場所から公共の場所に移す。
- 吐き気がするふりをする
- 喉に詰まらせているふりをする
- 特定の食べ物に対する回避がどの程度あるかによるが、恐れている／避け

ている食べ物にあまり似ていない食べ物を食べる
- 乾燥したパンを水なしで食べる
- 避けている食べ物に似た物を食べる
- 避けている食べ物を食べる
- 避けている食べ物を口の中いっぱいに詰める

〈反応妨害〉
- レストランや他の食事をする場所を避けている
- 恐怖と関連した特定の食べ物を避けている

◇吐き気

　多くの場合、吐き気は、嘔吐の可能性と結びついているために恐れられる。したがって、多くのエクスポージャーは、嘔吐そのものに対するものになるだろう。適切なエクスポージャーを行うためには、次の嘔吐の恐怖を参照してほしい。また、実際の吐き気は、他の刺激への不安によって生じる可能性があることも考慮しておく必要がある。もちろん、吐き気を心配するようにもなる。

〈イメージ・エクスポージャー〉
- 吐き気、消化不良、胃酸過多、ガス、胃のむかつき、興奮などと関連する感覚を、できるだけ鮮明、詳細にイメージする
- 吐き気を引き起こすようなものを、たった今食べたところをイメージする（腐ったような牛乳を飲んだ、加熱が不十分な肉を食べたなど）
- 二次的な吐き気に対しては、他の恐怖刺激のイメージにさらされた時の吐き気の経験をイメージする

〈内部感覚エクスポージャー〉
- 「嘔吐」の項目を参照してほしい

〈現実エクスポージャー〉
- 「嘔吐」の項目を参照してほしい
- 腹部に圧力の感覚を作るために、ベルトをきつく締める
- 炭酸によってガスが溜まる感覚を作り出すために、ソーダを大量に飲む
- もし血液や血糊の光景で吐き気を催すのであれば、残虐な映画を見る

〈反応妨害〉

- 特定の食べ物を避けている
- 胃酸中和剤や他の医療的予防薬を服用している
- 吐き気を引き起こすかもしれない活動（運動のような）を避けている

◇嘔吐

〈イメージ・エクスポージャー〉

- 見知らぬ人が吐いている光景をイメージする（その後、他の人がどのように反応するか、その光景がどのように終わるかを含める）
- 近くで誰かが吐いている光景をイメージする*
- 吐いているところをイメージする*
- 実際に吐いた事件現場の物語を作り、それをイメージする*
- 自分が吐くシナリオを作り、繰り返し聞くために録音する*
- 嘔吐物、または誰かが吐いている写真、次にビデオを見る*
- 野菜スープやそれに似たもので偽の嘔吐物を作る*
- 自然環境でセラピスト、クライエント、そしてクライエントの友人が嘔吐している音を作る*
- 上記の項目に続いて、音や動作を伴った嘔吐するふりをする*
- 嗅覚の曝露のために、腐りかけた、あるいは強いチーズのにおいにさらす*
- 嘔吐風味のジェリービーンズを食べ、その後、分からないように他のジェリービーンズにそれらを混ぜる*

〈内部感覚エクスポージャー〉

- グルグル回る*
- 運動場や遊園地の回転する乗り物に乗る
- 舌圧子を舌の奥に30秒間押しつける（Forsythら, 2008より）

〈現実エクスポージャー〉

- 咽頭反射を感じるまで、口の中をいっぱいにする
- ものを食べ、それから体を動かす*
- 満腹感を感じるまで水を飲む*

- 口蓋に指を置き、喉の奥に向かって滑らかに動かす*
- セッション間に、友人／家族が嘔吐をするふりをして、クライエントを驚かす*

〈反応妨害〉
- 吐き気を催す（そして嘔吐のリスクを増加させる）と信じている食べ物を避けている
- 吐き気を催すかもしれない場所に行くことを避けている

(*の項目はSmith, 2010から引用)

◇大きな音

〈イメージ・エクスポージャー〉
- 大きな音に遭遇するかもしれない状況をイメージする（例えば、線路近くに座っている、花火が始まる場所でのピクニック、風船がはじけている子どものパーティー）
- 大きな音をクライエントがたてて、このイメージを補強する
- 恐れている音と似た音をセラピストが突然たてて、このイメージを邪魔する
- 大きな音によって不規則に妨害される、静かな音楽が録音された音声を作る（クライエントに適した音を選ぶ）
- 突然大きな音のするビデオや映画を見る（銃声、爆発、叫び声、サイレンなど）
- 同じものを見るが、画面に背中を向け、音が予測できないようにする

〈現実エクスポージャー〉
- 上記のイメージ・エクスポージャーで最初にイメージした場所に行く
- 混雑したショッピングモール、工場、滑走路の近く、鉄道の操車場、活発な保育園といった、大きな音のする場所に入り浸る
- クライエントと友人で、風船割りゲームをする
- 渋滞中に車の窓を開ける
- 突然「ブー！」と叫び声を上げたり、間欠的な大きな拍手をして、クライエントを驚かす人を呼ぶ

- 他の人に別の部屋で不規則にエアホーンを鳴らしてもらう
- イライラさせる音で、かつ大きなボリュームで鳴るように電話を設定する

〈反応妨害〉
- 音に対する恐怖のために避けているいくつかの状況がある（ショッピングモール、大きな店、球場、空港など）
- 球場で耳栓をするといった、音を弱める予防手段を講じる

◇ゴミ

〈イメージ・エクスポージャー〉
- 紙だけが捨ててあるオフィスのゴミ箱をイメージする
- 食べ残しが捨ててあるキッチンのゴミ箱にイメージを変える
- 家の外に置かれた大型ゴミ箱にイメージを変え、臭気をイメージし、周りにハエが飛んでいるところをイメージする
- チキンの骨、脂、腐敗した液体、コーヒーかすといった、レストランの廃棄物を見るために、大型ゴミ箱をのぞいているところを多感覚でイメージする
- 最後に、大型ゴミ箱に手を入れ、ハエの止まった残飯を取り出しているところをイメージする
- ゴミの写真を見る
- ゴミにまみれてとても不衛生な、世界のスラム街の写真やビデオを見る
- 上記の項目で吐き気を催しているふりをする

〈現実エクスポージャー〉
- 上記の最初のほうの項目を行う。ただし、実際にゴミに手を伸ばすことは除く
- 庭や中庭にいくつかのゴミをばらまき、手で掃除する
- 近所の埋立地で処分するものを手に取る
- 町の荒れ果てた地区のゴミを拾う

〈反応妨害〉
- ゴミがあるかもしれない場所を歩くか運転する時は、その場所を迂回して

いる
- クライエントが責任を持たなければならないゴミを、他の人に処分してもらっている
- ゴミを持ち帰らないようにしている

◇尿

〈イメージ・エクスポージャー〉
- トイレの床の尿をイメージする
- 便座に尿がついており、使う前にふかなければならないところをイメージする
- 別の部屋に尿のサンプルが入ったビンを1つずつ運ぶ看護師になっているとイメージする
- 運んでいる時に、ビンを持ち上げた後で、ビンの横に尿がついていることに気がつく
- 汚れた洗濯物を手に取って、配偶者の下着に黄色いシミがついていることに気がつくところをイメージする
- 手袋なしでスポンジを使い、トイレやトイレ近くの床を掃除しているところをイメージする
- 便座に座り、尿が付着しているために湿り気がしているところをイメージする
- 尿の写真か、人が排尿しているビデオを見る

〈現実エクスポージャー〉
- 尿のにおいが強い動物愛護協会、犬舎、動物園を訪れる
- 排水管掃除用具や便器を触る
- 排尿後に性器を触り手を洗わない（Abramowitzら,2011）
- 自宅のトイレを掃除する
- 公衆トイレを使う
- 赤ちゃんのおむつを替える
- 汚れた洗濯物を手に取る

- 尿の入った検査サンプルのビンを扱う
- 布の上に排尿し、1日に数回そのにおいに身を曝す

〈反応妨害〉
- 洗濯物を扱うのを避けている
- 特定のトイレを使うことを拒否している
- 過度にトイレを消毒している
- おむつを替える責任があるのにしていない

第11章

社交不安症とエクスポージャー療法

　最も一般的な不安症は何か？　Hofmann & Barlow（2002）によると、それは社交不安症（SAD）であり、すべての精神障害の中で3番目に多いという。彼らのレビューでは、SADの生涯有病率は13.3%であり、職業的あるいは社会的機能が損なわれることによる犠牲を払いながら、慢性的な経過をたどると報告されている。このように、ありふれてはいるが人を衰弱させる障害を、上手に治療することは重要である。

　今回のDSM-5では、DSM-Ⅳ（American Psychiatric Association, 2000）とは逆に、「社交不安症（social anxiety disorder）」という用語が提案され「社交恐怖（social phobia）」はカッコ書きになったことに留意すべきである。Bögels, Alden, Beidel, Clark, Pine, Stein, & Voncken（2010）は、「恐怖」と呼ぶと、単一恐怖と誤解されるので、社交不安症に決めるよう推奨していた。サブタイプが存在するかどうか、それはどのようなものか、という論争は続いているが、実際の診断基準の変化はほとんどない。ちなみに、パフォーマンス限局型というサブタイプは、スピーチのように公衆の面前で話したり動作をしたりする場合でのみ不安になる人である。

　Hofmann & Barlow（2002）は、過去に遡ってSADの中核症状を調べ、公共の場で話すことが、この障害が現れる主要な場であると改めて主張している。症状の中核は、人が自分のすることを見ているかもしれない、あるいは、ある程度評価しているかもしれないと知りながら、何かを行わなければならないかどうかである。文化的な基準に基づいて、その状況で予期される以上の不安（恥をかく、恥ずかしい思いをするなどの恐怖）である。症状には、赤面や震えのような、不安の身体的サインを示す恐怖が含まれている、ということに留意しておくことも重要で

ある（Bögelsら, 2010）。社交不安症は、地域社会では女性が多いようであるが、男性は女性と同じくらいの頻度で治療に訪れる。SADを抱える人は社会的スキルが欠けているという推測もあるが、Hofmann & Barlowは文献を調査し、事実というよりは一つの知見（いわゆる認知の歪み）でしかないと報告している。

　SADを抱える人には認知行動療法（CBT）とエクスポージャー療法（ET）が有効であり（Hofmann & Barlow, 2002）、統制群と比較するとこの2つの併用が恐らく最も効果がある（Bögelsら, 2010）。実際に社会的スキルの欠損がある場合は、社会的スキルトレーニングが有効であろう。原因の一つとなる認知の歪みには、自分のスキルや能力を過小評価し、社会的な脅威や損失を過大評価し、恐ろしい社会的失態をするのではないかと見当違いをすることがある。不安が悪化するために、記憶や知覚の偏りがあるのかもしれない。

　SADへのエクスポージャーは、CBTの文脈の中で利用されることが多いが、Hofmann & Barlow（2002）は、エクスポージャーだけでも有効であると述べている。一般に、弁証法的行動療法（DBT）は必要ないが、多くの不安で見てきたように、DBTのいくつかのスキルを指導すれば、エクスポージャーへの耐性を強めてくれるだろう。アクセプタンス＆コミットメント・セラピーもエクスポージャーの文脈に効果を加えるだろう。例えば、価値として、弁護士になりたいと望んでいるクライエントであれば、人前で話すことへの不安をアクセプトするだろうし、いくらかのネガティブな結果をアクセプトしようとするだろう。

　ほとんどのエクスポージャーでは、恐れている状況へ実際に曝露するが、SADに伴う赤面、発汗、あるいは震えの症状を恐れている時は、内部感覚エクスポージャーが効果的である。

　反応妨害を治療の中に組み込む際に、慎重な評価をすべきSADの回避や逃避反応（あるいは体験の回避）はたくさんある。

　以下にエクスポージャーの提案を示す。

社交不安症のためのアイデア

◇人前での会話／パフォーマンス

〈イメージ・エクスポージャー〉
- 誰もいない観客席に座っている
- 観客席に座り講演者の話を聞いている
- 誰もいない観客席の演壇に立っている
- 誰もいない観客席の演壇で、準備したスピーチや詩を朗読している
- 観客席に友人や家族だけがいるとイメージしながら、これまでの項目を行っている
- 親しみやすく支持的な観客の前で、準備したスピーチや詩を朗読している
- どちらかといえば無関心な観客の前で、準備したスピーチや詩を朗読している
- 敵意を持った観客の前で、準備したスピーチや詩を朗読している
- 音が出ないか、ハウリングを起こすか、音が大きすぎるマイクで、スピーチを行っている
- 凍りついたようにこわばって、スピーチを行っている
- 教室あるいは学校や教会の小グループの委員会のような小さな場所で、これまでの項目すべてをイメージする
- 最初の8つの一連の提案場面で、歌う／楽器を演奏している
- カラオケバーで歌っている
- 最初の8つの提案場面で、ダンスや他のパフォーマンスをする
- 職場の架空の委員会で意見を述べる
- グループの前でクライエントが話すストーリーを、セラピストがクライエントの前で作成する
- 逆に、創造性豊かなクライエントであれば、自分のストーリーを話してもよいし、書いてもよい。自宅でエクスポージャーを練習するストーリーを記録する

- スピーチを録画し1人／もしくは他の人と一緒に見る。そして／もしくはYouTubeで公開する
- インターネットでスピーチを見て、講演しているとイメージする

〈バーチャル・リアリティ・エクスポージャー〉

- 支持的、中立的、否定的な聴衆を含んだビデオによるバーチャルな聴衆の前で、スピーチを行う（Anderson, Rothbaum, & Hodges, 2003；彼らは聴衆の現実感を高めるために特別な装置を利用している）
- 支持的あるいは否定的な聴衆で、からっぽ、いっぱい、または満席のバーチャルな観客席の前で、スピーチを行う（Harris, Kemmerling, & North, 2002）

〈現実エクスポージャー〉

- 混み合ったジムで運動をする*
- スピーチを行う*
- 乾杯のあいさつをする*
- 混み合ったレストランで1人で食事をする*
- 他の人が見ている前で小切手にサインをする、あるいは申込書に記入をする*
- 会議ではっきりと主張する*
- 仕事の面接を受ける*
- イメージの最初の5つの項目を、実際の観客席で実施する。**実際に**スピーチや詩の朗読を行う
- 授業中に質問に答えたり、尋ねたりする
- 市役所や町役場の地域集会に行き、議論に対して質問をするか意見を付け加える
- レストランで発音できない物を注文する
- 鏡の前でスピーチや演技を行う
- カラオケ録音ブースで自分の歌を録音する
- カラオケバーで歌う
- 混雑したスケート場にアイススケートをしに行く
- わざわざ上司に話しかける
- デートを申し込む

- スピーチの練習ができる組織に所属する

〈反応妨害〉
- 個人の業績という考えを想起させる、公の場や会議を避けている
- ショッピングモール、近所の集会、小グループ、クラブ、クラス討議、バー、コンサート、教会での合唱、学校に戻る、仕事に応募する、あるいは面接に出かける、などを避ける

(*の項目はAbramowitzら,2011より引用)

◇見られている／注目の的になっている

〈イメージ・エクスポージャー〉
- 「人前での会話／パフォーマンス」の項目の多くの例が適用できる
- パーティーで福引に当たり、あなたの名前が呼ばれている
- テレビ局のスタッフから最新の出来事について意見を求められている
- 教会、市民団体、ビジネス会議で称賛されている
- 友人がグループの中であなたのことを自慢しているのを聞いている
- マジシャンや他の出演者に協力するために観客席から選ばれている

〈現実エクスポージャー〉
- 授業中に質問する*
- 人前で小銭を落とす*
- 大声で話す*
- 目立つ、あるいは場違いの服を着る*
- エアロビクスのクラスに参加する*
- 席が空いた時に名前を呼ばれるレストランに行く
- 会議で動議を出す、あるいは動議を支持する
- 会議で議事録を読む、礼拝で文章を読む、あるいは集会でアナウンスをすることを申し出る
- 知らない人とわざと目を合わせて「こんにちは」と言う

〈反応妨害〉
- レストラン、ショッピングモール、パーティー、会議などの、注目される

または評価されるかもしれない場所を避けている
- コメントを避けるために、わざと月並みの服を着る、あるいはベストの身だしなみをしない

(*の項目はAbramowitzら, 2011より引用)

◇困惑／恥をかく

〈イメージ・エクスポージャー〉
- 正装してファーストフード店に行く（この項目や他のいくつかの項目は、現実場面でも実施される）
- 授業中、質問に口頭で間違った回答をしている
- 違うドアを開けて会議に割り込んでいる
- 混雑したコンサートまたはスポーツイベントで、自分が間違った席に座っているので案内係が移動するよう伝えている
- バスに乗っていて、自分のズボンのチャックが空いている、あるいはブラウスのボタンが空いていることに気づいている
- ショッピングモールで、誰かがあなたの服が変だと言ってくる、あるいは軽蔑的にあなたの容姿について意見をする
- 歩いて店を出る時に食料品のバッグを地面に落としている
- 告別式でうっかり大きなげっぷをしている

〈現実エクスポージャー〉
- 明らかな場所について道順を尋ねる*
- レストランで明らかにメニューに記載されていないもの（あるいは別のレストランの商品）を注文する*
- 授業中に間違った回答をする*
- 会議で意図的に発音を間違う*
- 混雑した場所で滑る、あるいは倒れる*
- 公共の場で床にコインを落とす*
- 十分なお金がないのに何かを買おうとする*
- 会話でできるだけ退屈そうにする、あるいは予想外の意見を述べようとす

る*
- 男性であれば、混雑したトイレで男性用便器に立ち、排尿できないふりをする*
- 混雑したエレベーターで何階であるかを大声で叫ぶ*
- フォーマルなレストランで、(ゆでたロブスターのような)面倒くさいものを食べる
- 大きな試合で敵のチームカラーの服を着る
- ぼさぼさの髪とだらしない服で人前に出る
- 知り合いに、名前を忘れたので教えてくれと頼む
- Eメールや携帯メールではなく、電話をかけて話をする

(*の項目はAbramowitzら, 2011より引用)

〈反応妨害〉
- 公衆トイレに行く、人前で食べる、視線を合わせる、Eメールではなく電話をかけるなど、間違いを犯すかもしれない活動を避ける

◇批判

〈イメージ・エクスポージャー〉
- あなたの研究について否定的なことを言う教員から、レポートが戻ってくる
- 上司と会い、悪い評価を受けている(クライエントの恐怖に基づいた詳細を加える)
- あなたの服、容姿、香水、好きなミュージシャンについて、恋人が文句を言っている
- あなたが彼/彼女を好きなことを、親が批判している
- 食事が正しく調理されていないと、夕食会の客が文句を言っている
- 彼女にひどいプレゼントを買ったと、友人や家族が文句を言っている
- ナイトクラブの公演で、コメディアンがあなたを批判している

〈現実エクスポージャー〉

批判される状況を多く作ることは現実的ではない。例えば、上司から苦情を

引き出すために下手に仕事を行ってほしいとは、クライエントには言えないだろう。したがって、「実際に」批判されるかもしれない方法を少しだけ示す。
- セラピストが上司のふりをして仕事ぶりを批判する
- 1週間、批判してあなたを驚かすよう友人や家族に頼む（本気で言っているのではない人を選ぶということを確認しながら）
- 学校／大学からレポートを取り戻し、教員の否定的な意見を批評する
- 自己批判をいくつか書き出し、セラピスト、友人、家族に読み返してもらう

〈反応妨害〉
- お客が来る前に家を過度にきれいにする、あるいは否定的に評価される可能性のある交流を避けるなど、努力だけでは直接回避することはできないかもしれないが、批判や否定的な意見を避ける方法を必死になって探そうとする

◇人を怒らせる

〈イメージ・エクスポージャー〉
- 誰かがあなたに言ったことについて尋ねられた時に、あなたはそのことを忘れている
- あなたが話しかけている人、あるいはその人が好きな人について、何か悪いことをうっかりしゃべっている
- 他の人を怒らせるだろうと分かっている、政治に関するコメントをしている
- 誰かを夕食に招待し、豚肉を出し、そのゲストがユダヤ人であることに気づいている（もしくはベジタリアンに肉料理を出している）
- 友人の車、服、あるいは家について中傷的な発言をしている
- 女性差別的発言あるいは人種差別的発言をしている
- レストランの接客係に料理が思っていたほど良くなかったと言っている、あるいは販売員に商品の質が悪いと言っている
- その人があなたにあげた物よりも、明らかに安いクリスマスプレゼントを

あげている

〈現実エクスポージャー〉
- 商品を店に返品する*
- レストランで食べ物を突き返す*
- 高速道路の追い越し車線で、ゆっくり運転する（事故を起こさないように気をつけながら）*
- 他の人たちが使用するために待っているのに、ATMをゆっくり使用する*
- たくさんの小銭をゆっくり数えながら、コンビニエンスストアあるいはファーストフードレストランで支払いをする
- 何か意地悪なことを言った人に、心が傷ついたと言う
- 同僚に、私を困らせるようなことをしないでほしいと話す
- ソーシャルネットワークのサイトで、誰かを「友達リストから削除する」あるいは「友達」リクエストを拒否する
- 誰かに頼み事をされた時に断る（この準備のために、配偶者や友人に手当たり次第に用事を頼むように働きかけておく）
- 電話、インターネット、テレビ、あるいは他のサービスについて、カスタマーサービスに電話や理想的には直接会って文句を言う

〈反応妨害〉
- 誰かが列に割り込んでも黙っている、仕事中に同僚にはっきりと言うのではなく同僚の責任を負うなど、誰かを怒らせないようなことをする

（*の項目はAbramowitzら, 2011より採用）

◇社交行事／パーティー

〈イメージ・エクスポージャー〉
- フォーマルなパーティーにとてもカジュアルな服装で参加している
- パーティーの中に入り、みんなが会話を止めてじっと見ている
- パーティーに到着すると、主催者があなたは間違った日に来ていると言う
- パーティーに到着し、知り合いが1人もいないことに気づいている
- パーティーで会話に参加しようとするが、無視されている

- 仮装パーティーに行き衣装を着るのを忘れている、あるいは衣装を着てから仮装パーティーではないことに気づいている
- パーティーであなたを名前で呼ばれた後、その人たちの名前を思い出せないでいる
- 会話を続けるために、何を言うかを必死で考えている
- あなたのことを知っている人があなたに話しかけてくるが、あなたはその人とこれまでに会ったのを思い出すことができない
- フォーマルなディナーパーティーで、正しいフォークの使い方、またはメインディッシュの上品な食べ方を知らない
- ディナーパーティーで、メインディッシュが食べられないものである
- イベントで、誰かがあなたを不快に口説いてくる
- セラピーで、誰かをデートに誘い、デートのリハーサルをするすべての過程をイメージする。おそらくエクスポージャーを強めるためにロールプレイを行う

〈現実エクスポージャー〉
- 小さなパーティーを主催する
- 親友／家族と小さなパーティーに行く
- 社交行事でのスキルをリハーサルするために、職場、近所、あるいはよく知らない社会集団の中で、人々と会話を始める。特に、すでに何かを議論している集団に入ることを考慮する
- 社交的で自信にあふれた友人と、パーティー／集会に行く。パーティーでは、1人で他の人たちとの会話に入っていく
- 読書クラブ、特別な趣味のグループなどのミーティングに行く
- スポーツバーでスポーツのイベントを見る
- 教会、コミュニティセンター、図書館などの講座や、少人数グループに出かける
- これまでは欠席していた結婚式に行く
- 友人の最愛の人が亡くなった時、葬儀場、通夜、告別式に行く
- 販売員に相談し質問する
- 知り合いがほとんどいないパーティーに1人で行く

- 誰かをデートに誘う

〈反応妨害〉
- 招待されたイベント、あるいは好きな活動を避けている。例えば、テニスを習いたいが、学ぶためにクラスに参加するのは気が進まない
- 困惑あるいは不安に関連した恐怖感のために、社交場面を避けている。内部感覚エクスポージャーによって、そのような感覚を受け入れられるようになり、そのような体験への不安が少なくなるかもしれない。詳細は第12章を参照してほしい

◇震え

〈イメージ・エクスポージャー〉

　震えを恐れる人のために、本章で提案している適切な状況を選び、そこに震え始める文脈を加える。
- 様々な状況において、人前で震えていることをイメージする

〈内部感覚エクスポージャー〉
- 震える感覚を作るために筋肉を緊張させる
- 震えるまで寒いところに立つ

◇発汗

〈イメージ・エクスポージャー〉

　発汗を恐れる人のために、本章で提案している適切な状況を選び、そこに発汗し始める文脈を加える。
- 人前、特にあなたが発汗しているのを見られるのを怖がる人の前で、発汗している（デート中や、あなたが魅力を感じる人と話をしている時に、汗をかいている）
- 就職の面接中に、わきの下に湿気を感じている
- 温かい部屋の中で、よく知らない人と話をしている時に、額に噴き出た汗を感じている

- 発汗するような活動的なことを、他の人と行っている（ランニング、ゴルフ、庭を耕すなど）

〈内部感覚エクスポージャー〉

- 相談室で、発汗を誘発するために、暖房を強くするか冷房を弱くする。次に、自宅で他の人たちと一緒にいる時に同様のことを行う
- 発汗を誘発する運動を行う
- 仕事の休みの日に、発汗抑制剤をつけない

◇赤面

〈イメージ・エクスポージャー〉

赤面を恐れる人のために、本章で提案している適切な状況を選び、そこに赤面し始める文脈を加える。

〈内部感覚エクスポージャー〉

- もしほめることが赤面を誘発するのであれば、セラピストはセッションで試す
- 「赤面」を誘発するのであれば、顔に冷たい風を当てる、あるいは寒い日に外で顔を露出した状態にする

第12章

パニック症、広場恐怖症と
エクスポージャー療法

　パニック症は、不安の身体感覚と、身体症状の誤った解釈が特徴である（Koch, Gloster, & Waller, 2007）。このような場合、人は恐怖そのものを恐れ、不安が身体症状を形成する消耗性のフィードバック・ループを引き起こし、不安がさらに強まっていく。こうしてパニック発作となり、パニック発作の再発を過剰に心配するようになるとパニック症となる。DSM-5では、広場恐怖症はパニック症とだけ関連しているのではなく、それ自体がコード化されている。かつては、公共の場でのパニック発作恐怖のために、パニック発作を避けようと、公共の場に近づかないようにしたり、少なくとも安全なプライベート環境でパニック発作が起きることを望むと考えられていた。DSM-5で提唱された変更では、公共の場を恐れる人がいても、必ずしもパニック症ではないということを認めている。広場恐怖症は、パニック様の症状や、その他耐えられない不安のために、少なくとも2つの状況を過度に恐れ、（安全の手がかりとしての）仲間がその状況にいなければ、強い不安を伴って耐えている場合に診断される。本章のエクササイズは、心的外傷後ストレス障害（PTSD）を治療する際の難しいエクスポージャーの準備としても使用できるだろう。

　パニック症の場合のエクスポージャーは、パニックに伴う症状と、それがどのように少しずつ形成されていったかということに焦点を絞るべきである。このエクスポージャーは他の恐怖にも有効な場合があるが、ここでは最も一般的なものを列挙した。次に、広場恐怖症の人が恐れ回避する5つの主要な場所について述べ、それぞれのエクスポージャーの例を示した。必要なツールはクライエントの身体だけであり、すべて現実エクスポージャーである。一般的にこれらのエクス

ポージャーでは階層表は使用しないが（Kochら, 2007）、弱い強度の体験から始めて強い感覚へと進めていくことは広く行われている。これらのエクスポージャーの多くは、1つ以上のパニック症状を引き起こすので、最も生じやすい症状に基づいてリストアップした。

パニック症のための内部感覚エクスポージャー

すべての内部感覚エクスポージャーで、*の項目はAbramowitzら（2011）から引用、**の項目はForsythら（2008）から引用したものである。

◇めまい

- 頭を左右に振る*
- 30秒で1周の割合で2周以上、頭を大きく回す*
- 2秒で1回転の割合で30秒間、座位あるいは立位で回転する（開眼もしくは閉眼）*
- 息を止める*
- 公園の回転遊具や遊園地の乗り物で回る

◇過呼吸／息切れ

- 2秒で1回の割合で60秒間、深くて早い呼吸を行う*
- 袋に吐いた息を再呼吸する**
- 両脚の間に頭を入れる**
- 少なくとも60秒間、最低でも2試行、カクテルサイズの小さいストローを使って呼吸する、鼻をつまんでできるだけ長く呼吸する、速い呼吸を繰り返す*
- 階段を上る**

◇動悸／心拍数増加

- 足踏みをする*
- 膝上げジョギングをする*
- 腕立て伏せをする*

◇離人感／現実感喪失

- 鏡の中の自分を見つめる*
- 壁の小さな点を見つめる*
- ストロボを点滅させた暗い部屋に座る*
- 動いている渦巻きをじっと見る*
- 防音ヘッドフォンをして、暗い部屋に立つ、あるいは目隠しをする*
- 蛍光灯をじっと見る*

◇発汗

- 暑い部屋で厚着をして運動する
- ヒーターのそばに立つ
- サウナに行く

〈反応妨害〉
- 上記いずれかの感覚から逃れるために薬を飲んでいる
- これらの感覚を引き起こすかもしれない状況を避けている
- 症状は危険ではないという再保証を求めている

広場恐怖症のためのアイデア

　Krijnら（2004）は、スーパーマーケット、ビーチ、黒猫のいる暗い物置、覆い付きの橋、町の広場などの設定を含めた、バーチャル・リアリティ技術を用いた

エクスポージャーが広場恐怖症に効果があると報告している。

◇1人で外にいる

〈イメージ・エクスポージャー〉

- 郵便物を取りに行く、車から何かを取り出すなど、家の外を少しだけ歩いているところをイメージする
- 通りに向かって歩き、一区画回って家やアパートに戻ってくる
- 車から降りて原っぱや大きな公園を歩いている
- 森の小道を歩いている
- そして、その小道で道に迷っている
- 外国の空港のターミナルで、迷子になっている
- 熱気球に乗り1人で漂っている
- 1人でいろいろな場所に行った冒険家のビデオを見る（1人用の船で世界中を航海している船乗りなど）

〈現実エクスポージャー〉

- 最初の4つのイメージ・エクスポージャーを現実場面で、友人やセラピストと一緒に試す
- 同じことを友人がいない状況で行い、次いで携帯電話無しで行う
- 友人に田舎で1人車から降ろしてもらい、30分後に戻ってきてもらう（携帯電話無し）

◇公共交通機関の利用

〈イメージ・エクスポージャー〉

- バスや地下鉄に乗る人を見ているところをイメージする
- 地下鉄の駅を歩いている、あるいはバス停に立っているところをイメージする。そばにいる人の音、その場のにおい、外の天気、近づいてくるバスや電車の音などを含め、鮮明にイメージする
- バス／電車に乗り込んでいる

- 背後でドアが閉まっている
- 席に座っている、あるいは手すりを握っている
- バス／電車から降りている
- 地下鉄で、地上に出て再び地下に入っていることをイメージする
- バスで、トンネルに入って再び出るところ、あるいは橋をいくつも渡っているところをイメージする
- このイメージ旅行のナレーションを録音し、家で聞く
- バスあるいは地下鉄旅行のビデオを見る

〈現実エクスポージャー〉
- 上記のイメージの項目に類似したステップを踏む。最初はセラピストや友人と行ってもよいが、次は1人で行う
- 当面、電車／バスには乗らずに、駅やバス停で待っているだけのステップを加えてもよい
- 次の駅までの小旅行を行い、それから少しずつ長くする
- 携帯電話無しで行うと安心の手がかりがなくなるので、不安が増し、エクスポージャーを強めるかもしれない

〈反応妨害〉
- 公共交通機関を避けるために、旅行の方法を変えている

◇屋外／駐車場

〈イメージ・エクスポージャー〉
- 「1人で外にいる」のいくつかの項目が役に立つだろう
- 自分の家の私道で車から降りているところをイメージする
- 小さなショッピングモールかコンビニエンスストアの、ほぼ満車の駐車場に車を止めている
- 同じモールの、からっぽの駐車場に車を止めている
- 人が行ったり来たりするにぎやかなショッピングモールの、ほとんど埋まっている駐車場で車から降りる
- 同じモールの、早朝のからっぽの駐車場で車から降り、周囲を歩く

- あるいは駐車場に1人でいる
- モールあるいはスタジアムの駐車場の写真を見る

〈現実エクスポージャー〉

- 上記のイメージ・エクスポージャーのステップを、現実場面で行う
- それぞれの場面で、駐車するが車からは降りない、次に、車から降りて車のそばに立つ、最後に、車から離れて建物の中に歩いて入ったり、駐車場の周りを歩き回るステップを加えてもよい
- 同じことを携帯電話無しで行う（もしそうすることで不安が増すなら）
- 広い運動競技場、公園、広々とした草原を歩いて横切る

〈反応妨害〉

- 大きな駐車場を避けるために、別の店で買い物をしている
- 大きな駐車場を避けるために、不便な場所に駐車している

◇ショッピングモール／劇場

〈イメージ・エクスポージャー〉

- もし可能なら、よく知っているショッピングモールの詳細なレイアウトをセラピストに説明する
- それができなければ、近所のショッピングモールの案内図を調べる
- モールの写真／ビデオを見る（モールのウェブサイトから利用できるだろう）
- 最初は近所の店に歩いて行くことから始めて、モールに行くことをイメージする
- 家を出て、駐車場に車を止め、ショッピングモールに歩いて行き、ドアを通り、あらかじめ決めておいた道を通ってモールの一番離れた店へ行き、買い物をし、フードコートで食事をし、そして立ち去る物語を作る。買い物をした店や、食事をしたフードコートの食堂の名前を挙げるなど、具体的な物語にする。音（人、エレベーターの音楽）、光景（店頭、広告、売店）、におい（香水、食べものにおい）、触感（ドアの取っ手、階段やエスカレーターの手すり、食べ物の歯ごたえ）を鮮明にする
- これを友人に手伝ってもらい、あらかじめ決めておいたルートを歩くとこ

ろをビデオに録画し（モールを歩くセミ・バーチャル・リアリティになる）、これをエクスポージャーとして見てもよい
- 上記の内容を劇場用にする。劇場のロビーに立ち、劇場の中に歩いて行き、電気がついている場所に立ち、電気が消え、芝居／映画が終わるまで座っている

〈現実エクスポージャー〉

次のステップは、最初は友人あるいはセラピストと行い、次に1人で行う。
- モールの外に立つ
- 歩いてモールに入り、歩き回る、あるいは立っている
- モールで何かを買う
- イメージ・エクスポージャーで行った詳細な訪問を、現実場面で行う
- 理想的には、最後のエクスポージャーでは、たとえ駐車場であっても、セラピストや友人を伴わず、携帯電話や他の通信手段を持たずに、クライエントが1人で行う
- 上記と同様のことを、劇場でのエクスポージャーで行う

〈反応妨害〉
- 友人と一緒にモールや劇場に出かけないようにする
- 不安が生じる場所を避けるために、「もっと安全な」場所で買い物をする
- 怖い場所に行くことを避けるために、他の人に買い物をしてもらう

◇行列に並ぶ／人ごみの中にいる

〈イメージ・エクスポージャー〉
- 映画のチケットを買うために、3人くらい並んでいる短い列に立っているところをイメージする
- 両側にあなたを囲むようなカウンターのある食料雑貨店で、数人があなたの後ろに並んでいる列に立っているところをイメージする
- まだ開場していないコンサート会場に早く到着し、ロビーで待っているところをイメージする
- 群集が少しずつ集まってくるところをイメージする。騒音が増し、人々が

近づいてくる
- 最後に人でほぼいっぱいになる。開場し、人々がコンサートホールに入る列に押し寄せる。もし可能なら、クライエントがよく知っている開催地をイメージする
- 上記に劇場の写真やビデオを追加する
- 同様のイメージ・エクスポージャーを、地下鉄の乗車券を購入している場面で行う
- ドアに向かっている群衆のビデオを見て、ビデオの中の人物を単なる「大きな絵」としてではなく追っていく

〈現実エクスポージャー〉
- 上記のイメージ・エクスポージャーと同じステップを実際に行う
- 最初は友人またはセラピストと同伴で、次に1人で行うといった、段階的エクスポージャーを必要であれば加える
- 誰も並んでいない列で、映画のチケットを買う
- 列をガイドするレールに沿って、ファーストフード店の列に並ぶ。最初は誰も並んでいない時、次は前にも後ろにも人が並んでいる忙しい時に行う
- 大きな会場のスポーツイベントやコンサートに参加する

〈反応妨害〉
- 行列やキャンセル待ちリストのある、あるいはにぎやかで混んでいるレストランを避けている
- 人ごみと連合した不安を避けるため、その場所に行く時間を変えている
- 人ごみのせいで娯楽イベントには行かない

第13章

強迫症、全般不安症、心気症とエクスポージャー療法

　強迫症（OCD）は、脳の中に「こびりついた」心配から、暴力、性的関心、神への冒とくに関する侵入思考まで、弱まることのない様々な考えが特徴である。強迫行為は、強迫観念と関連する不安を一時的に軽減するために行われる行為である。強迫症は、DSM-5では独自のカテゴリーになる。このカテゴリーには、醜形恐怖症（body dysmorphic disorder）、ためこみ症（hording）、抜毛症（hair-pulling）、皮膚むしり症（skin-picking）が含まれている。全般不安症（GAD）は、OCDとは異なったタイプではあるが、侵入思考によって特徴づけられる障害の一つである。実際よりは過剰な不安と心配の持続が特徴である。

　いわゆる「心気症（hypochondriasis）」と呼ばれる障害もまた、心配という特徴を示すが、この場合は健康に関する問題についての心配である。DSM-5で提案された改訂では、身体症状症（somatic symptom disorder）という新しい障害のカテゴリーが作られた。身体症状や健康への懸念に関する過度な思考、感情、または行動が特徴である。特異的症状として、疼痛が主症状のもの（以前の疼痛性障害）がある。身体症状症は不安を伴うために、エクスポージャー療法（ET）で治療できる。本章ではこれらの障害が、様々なETによって、どのように治療されるかを紹介する。

　エクスポージャー療法と反応妨害のメカニズムは、OCDを扱う際は異なっていることがあるが、それでもエクスポージャーに基づく治療法は、この障害に最も有効である（Abramowitz & Larsen, 2007）。多くの場合、その使用法はすでに取り上げてきたものと類似している。例えば病原菌強迫の場合、セラピストは病原菌疑惑のために避けている場所にクライエントを曝露する。反応妨害は、強迫観念を

低減させるための（手洗いのような）儀式を妨害することに焦点を当てる。儀式は強迫観念に対し負の強化事態であり、たとえ一時的な安心感が得られたとしても、強迫観念を悪化させる。

　ただし、DSM-5 では強迫観念と強迫行為がともに存在する必要はない。最も扱いにくい異型タイプは、不安は生じるが必ずしも強迫行為とは関係のない侵入思考を持つタイプである。この場合は、思考に対処するエクスポージャーが必要であるが、「現実世界」状況は必要ない。要するに、恐怖状況への現実エクスポージャーではなく、不安へのメンタル・エクスポージャーが必要だという意味である。これは効果的ではあるが（Thyer, 1985）、クライエントは不安な思考を回避や逃避しようとせずに、自分自身の不安な思考に曝露することが重要になる。OCD へのエクスポージャーと反応妨害の詳細な適用法は、Rowa ら（2007）、Abramowitz & Larsen（2007）にうまくまとめられている。本章では、強迫的で、侵入的な思考、現実エクスポージャーで処理可能なよく見られる強迫観念、そして、反応妨害のアイデアを紹介する。また、多くの強迫観念は、第 II 部の他の箇所で取り扱った恐怖と関連している、ということについても言及する。その後、OCD 関連障害に関するいくつかの提案で締めくくる。

　GAD の心配も、OCD の侵入思考のように治療可能である。これらの思考は、不道徳や煩わしい思考、あるいは攻撃的な何かをする衝動ではなく、これから先の可能性についての「もし〜だったらどうしよう（what ifs）」に関連した「強迫観念」であるという点で、OCD とは異なっている。心配は、まったく起こりそうにないネガティブな結果を避けようと没頭することであり、心配の過程で生じる不安の覚醒水準を下げる役に立つある種の予防計画を見つけることを目的としている。ある意味、強迫行為を伴わずに、即座に（そして極めて一時的に）安心感が得られるように、くよくよ考えることである。GAD は、不確実性に耐えられないことが特徴である（Dugas, Ladouceur, Léger, Freeston, Langlois, Provencher, & Boisvert, 2003）。おそらくアクセプタンス＆コミットメント・セラピー（ACT）が適しているが、ほとんどの場合は認知行動療法（CBT）で治療されている（Dugas & Robichaud, 2007）。

　Dugas & Robichaud（2007）は、GAD へのイメージ（「認知」とも呼ばれる）・エクスポージャーを推奨している。心配から生じる最悪の恐れている結果に到達するま

で、「次に何が起きるだろうか？」と質問していく下向き矢印法（downward arrow technique）を用いてエクスポージャーを計画する。それから、最悪のことが起きているようにイメージするシナリオを作成する。このシナリオを録音し、エクスポージャーとして繰り返し聞かせる。Dugasら（2003）は、この方法がGADの集団療法でも効果的であることを示した。心配と関連した苦痛なイメージ、思考、情景に基づいた、苦痛なシーンの階層表を作成し、エクスポージャーで順次直面させていくことも、おそらく有効な方法であろう（Abramowitzら, 2011）。

身体症状症の顕著な健康不安のタイプに関する治療は、OCDの治療モデルにほぼ準ずる（Himle & Hoffman, 2007）。健康についての「強迫的な」思考に関するCBTから始めたほうがよいかもしれないが、必要に応じてエクスポージャーを加える。反応妨害は、健康恐怖の苦痛を人為的に緩和しようとする行動を妨害することで、OCDの治療の場合と同じように機能する。

強迫症のためのアイデア

◇侵入思考（攻撃、神への冒とく、性的思考）

このセクションでの提案は、このカテゴリーのあらゆる思考に適用可能であり、心配にも適応できるだろう。

〈イメージ・エクスポージャー〉
- 思考から生じる恐ろしい結果をイメージする（その考えが、何か害を与える、あるいは性的なことであれば）

〈現実エクスポージャー〉
- すべての侵入思考を筆記する*
- 思考を大きな声で読む*
- 思考の音声記録を作り、毎日10分間聞く*
- 特に、思考のトリガーとなる文脈で音声記録を聞く**
- 思考は自分自身ではなくOCDによるものであると、思考の存在を認める
- 思考が浮かんできたら、逃げたり論争したりせずに、セラピストに話す

- マインドフルネスやアクセプタンスのアプローチを思考に使用する

(*の項目はThyer, 1985から引用、**の項目はAbramowitzら, 2011から引用)

〈反応妨害〉
- 思考と論争している、あるいは思考が正確ではないことを証明しようとしている
- 神を冒とくする考えがある場合、神の許しを求めている、あるいは他人に告白している
- 人に再保証や慰めを求めている
- 思考のトリガーとなりやすい状況／文脈を避けている
- 思考によって引き起こされた不安を解消するために、強迫的に数を数えている
- 思考にメンタルな儀式を伴わせている

◇汚染／細菌

〈イメージ・エクスポージャー〉
- 混雑するバスで、隣の人が咳をしているのをイメージする
- セルフサービスのレストランで、油で汚れた手をした身なりがよれよれの建設作業員が目の前でディスペンサーから食器を取っている（類似のシナリオを、クライエントに応じてカスタマイズする）
- 細菌がドアノブを這い回り、空気中に漂っているところをイメージする
- 細菌が鼻を逆流し、繁殖し始めているところをイメージする
- 細菌あるいは汚染に関して、最悪の状態をイメージする
- 細菌の顕微鏡写真／ビデオを見る
- とても非衛生的な場所に住んでいる人のビデオを見る

〈現実エクスポージャー〉
- ペーパータオルを浴室内の雑菌で汚し、そのタオルに触れる練習をする*
- ドアノブ、蛇口、トイレのシート、小便器近くの床に触る*
- 汚れた両手をこすり合わせ、洗わない
- 床にあった食べ物を食べる*

- 路上のゴミを拾い、ゴミ箱に入れる
- 手を洗わずに食事をする
- 油で汚れたエンジンを触る（もちろん、エンジンが冷たい時に）
- 手を洗わずにリンゴを食べる
- 伝染病でない患者のいる診察の待合室で座る
- 入院患者の見舞いをする
- 混んでいる電車やバスに乗る

（*の項目はAbramowitzら,2011から引用）

〈反応妨害〉
- 細菌がいるかもしれない場所を避けている
- 細菌がついている恐れのある食べ物を食べない
- 過剰に（長時間あるいは頻回に）手を洗っている
- 長時間あるいは頻回にシャワーを浴びたり、お風呂に入っている
- 過剰に手指消毒剤や衛生ティッシュを使用したり、持ち歩いている
- 過剰に洗濯物をしたり掃除をしている

◇偶発的もしくは故意による自傷／他害

〈イメージ・エクスポージャー〉
- 非常に恐ろしい害が実際に起きているのをイメージする（例えば、運転中に歩行者をひいている、友人を殴っている、車の流れの中に人を押している、コーヒーポットをつけたままにしたために家が全焼している、鍵を閉め忘れたために家に強盗に入られ破壊されている）
- 五感を動員しながら、（訴訟、逮捕、保険会社の処理のような）その後の結果まで物語を続けながら、詳細にイメージする

〈現実エクスポージャー〉
- 許可をとって、友人を叩くふりをすることを友人に頼む
- 外出しているしばらくの間、故意にコーヒーポットの電源をつけたままにしておく
- 外出しているしばらくの間、窓の鍵をかけないでおく（あなたが住んでいる場

所でそうすることが安全であれば）
- 近所の曲がり角にトラフィックコーンや他の物を置き、運転中に故意にぶつける

〈反応妨害〉
- 不合理な反復行動（5回壁を叩いている、3回ドアを閉める）、あるいは不思議な儀式（特定の道路でのみ運転する）を行っている
- チェッキングを含む（例えば、コーヒーポットの電源が切れているかを見る）、直接強迫行為と関連した行動を行っている
- ヘアードライヤー、コーヒーポット、ストーブなどを凝視している
- 危害をチェック／予防する他の儀式

◇秩序／無秩序

〈イメージ・エクスポージャー〉
- 物が散らかった部屋や状況をイメージする。自分を悩ます物をできるだけ具体的に含める
- その場所に座り、それらの物を変えようとせず無秩序な状態にマインドフルになっているところをイメージする

〈現実エクスポージャー〉
- 物を数える強迫観念に対して、強迫観念に基づいた方法とは異なる方法で、わざと数を数える
- 線からはみ出ていたり、順序がバラバラの物を直そうとする衝動に抵抗する（例えば、誰かが雑誌、皿、工具を、違う場所や順序で置いた場合）
- 物を動かしたり、順序を変えたり、強迫的な数字とは異なる多くの品物を持って、わざと混乱を起こす
- 洋服ダンスの中の（例えば）靴下を散らかす
- 歩道の割れ目を踏みつける
- （タッピングのような）反復行動を、「不適切な」回数行う（安心する回数ではない）
- 歩く時に歩数を数えない、あるいは品物を数えない

- 字を書いている時に、わざと字を間違える、あるいは意識的にきれいな字を書かない

〈反応妨害〉
- 「ちょうどよい」という強迫観念と関連した秩序を作り出すために、儀式を行ったり、数を数えたり、行動する
- 無秩序なものを積極的に避ける

◇テクスチャー（食べ物、衣服など）

〈イメージ・エクスポージャー〉
- チクチクする衣類タグを付けて仕事をしている日をイメージする
- きつすぎる、あるいは緩すぎる服を着ている
- ムズムズするセーターを着ている
- 着心地の悪い服を着ている
- 不快な食感の食べ物をゆっくり噛んでいる
- 気分の悪いテクスチャーの絵を見ている

〈現実エクスポージャー〉
- 不快な肌触りの服の一部を触る
- 不快な食感の食べ物を食べる
- 実生活の中で、イメージ・エクスポージャーの項目を行う（例えば、シャツやブラウスの首元にチクチクするするタグを付ける）
- 誰か他の人に食べ物や服を選んでもらう

〈反応妨害〉
- 不快にさせる物に接触することを回避する
- 同じ下着や衣服をワンパターンで着ている

◇ためこみ

〈イメージ・エクスポージャー〉
　ためこみへのエクスポージャーの鍵は、ためこみに関連する信念を再構成す

ることである。ここで紹介するどのエクスポージャーにおいても、これが成功への鍵である。*
- ためこんだ物がなくなった家をイメージする
- いつもならためこむ物を見て、それをためこまずに通り過ぎている場面をイメージする。そのような物によく出くわす場所を組み込む
- ためこまなかった際の恐ろしい結果を、現実のものとしてイメージする*
- 特に、新聞などが捨てられた際の、情報を失っている場面をイメージする*
- 捨てた結果をイメージする（これは、捨てる主観的決断を下すための一歩である）*

〈現実エクスポージャー〉

　多くのためこみは、決断することを回避する手段であり、したがって、決断はエクスポージャーの一形態になりうる。*
- ガラクタを家に持ち込むのを制限する決断をする（郵送先リストを解除する、紙の新聞ではなくオンラインニュースを購読する）*
- 不要なガラクタの山を処分する場所を決める*
- 1つだけ捨てることを決め、それから捨てる*
- ガラクタの何パーセントかを捨てる
- 捨てる割合を増加させる

〈反応妨害〉
- ガラクタに気づくことを回避している（ためこみ行動がガラクタを無視することを含んでいる場合）*
- 見えるところにガラクタを置いている（ためこみ行動が失ったり忘れたりする恐怖と関連している場合）*
- ためこむ物を集めるために、あちこち遊び歩いたり、行動している

（*の項目はCherian & Frost, 2007から引用）

◇衝動的な行動（抜毛、皮膚むしり）

〈イメージ・エクスポージャー〉

　これらのエクスポージャーは、その行動を行わないことによる不安感情へのエクスポージャーを含むことが多い。

- その行動が生じやすい状況で、その行動を行う強い衝動を感じながらも抵抗している自分をイメージする

〈現実エクスポージャー〉

- 行動する実際の場所に手を置き（髪を手に持つが抜かない、皮膚をかきむしる場所に爪を置く）、衝動が薄れていく間、その場所に置く
- その行動が起こりやすい状況で（テレビを見ている、寝ている）、同じことを練習する
- 皮膚むしりの場合、指先に木工用ボンドを塗り、皮膚をかきむしる衝動をシミュレートするために乾燥させる。そして皮をむしりとらずに洗い落とす

〈反応妨害〉

- 両立しない行動を避けている（反応妨害ではこれらの行動を組み込むとよい。例えば、パテや紙ばさみで遊ぶ、抜毛を避けるために手袋やシャワーキャップをつけて寝る、よく引っかく箇所にきつく包帯を巻く）

心配のためのアイデア

　これらのエクスポージャーは、クライエントの特定の心配と直接関係するものがベストであるということを念頭に置いておく。簡単なものから難しいものまであるが、多感覚を伴う詳細な物語形式による最悪のシナリオで終わるとよい。

◇お金

〈イメージ・エクスポージャー〉

- 身分証明書が盗まれ、銀行口座の預金が空になり、さらに、クレジットカードが限度額まで使い切られている
- 嵐で家が深刻な被害に遭い、保険会社が支払いを拒否している
- ブローカーに横領され、投資をすべて失う
- 現金やクレジットカードを持たずに、レストランで会計を行っている

- クレジットカードが小売店で拒否される

〈現実エクスポージャー〉
- お金やクレジットカードを持たずに、意図的にショッピングモールへ行く

〈反応妨害〉
- 銀行口座の確認している
- 財布の中のお金を数えている
- 過剰に予算を計算している

◇子ども

〈イメージ・エクスポージャー〉
- 子どもが病気になり死ぬ
- 子どもが親の価値観に反抗する（家出する、妊娠する、重症の麻薬使用者になる）
- 子どもが学校で事故に遭い、集中治療室に運ばれる
- 10代の子どもが事故で車を大破させる
- 子どもがすべての科目で落第する。大学に行くのを拒否し、退学することを表明する

〈反応妨害〉
- 外出中の子どもに過剰な携帯メール／電話をしている、あるいは必要以上に子どもに確認させている
- 年齢相応の普通の危険を子どもに冒させないようにしている
- パートナーに子どもに関する安心を求めている

◇人間関係

〈イメージ・エクスポージャー〉
- パートナーが浮気をし、去っていく
- パートナーは時間通りに帰ってこず、どこにいたか言おうとしない
- 友人が理由なしに長期間、電話をかけてこないし、メールもしてこない
- 職場の皆はパーティーに行ったが、あなたは誘われていなかったことを知

- 理由なく一度に何人かの人から、ソーシャルネットワークサイトで「友達削除」になっている

〈現実エクスポージャー〉
- パートナーに、近いうちに家に遅く帰るが、いつ遅く帰るかは言わないことを同意してもらう
- 友人に一定期間接触しないように同意してもらう
- ソーシャルネットワークサイトから一定期間離れる

〈反応妨害〉
- 携帯電話やソーシャルネットワークサイトを頻繁に確認する（反応妨害では、携帯電話のチェック機能を切っておき、設定したスケジュールでのみ確認することを含む）
- 他の人に過剰な電話をしたり連絡をする
- 他の人との人間関係について安心を求めている

◇雇用保障

〈イメージ・エクスポージャー〉
- 業績不振の説明を受けている
- 他の人が昇給し、あなたは昇給しなかったことを知る
- 近いうちに解雇される噂を聞いている
- 昇進が見送られる
- 上司があなたに会いたいと言うが、理由は何も言わない
- あなたに責任のある仕事の失敗に関して、非難されている
- 突然、理由なく解雇されている

〈反応妨害〉
- 同僚や上司から安心を求めている
- 「万一に備えて」就職口を探している
- 失業が差し迫っているという客観的な徴候はないが、失業に備えた計画を立てている

- 仕事を守るために、猛烈に働いている、あるいは遠慮して話さないでいる

◇安全

〈イメージ・エクスポージャー〉
- 下り階段でつまずいている
- 車の接触事故を起こしている
- 盲腸炎になり、手術のために病院へ行かなければならなくなっている
- あなたの過失ではない重大な自動車事故に遭っている
- あなたの過失による重大な自動車事故に遭っている
- のこぎりを滑らせ、指を切っている
- 重い怪我をし、障害者になっている。最愛の人があなたの基本的な面倒をみなければならなくなっている

〈現実エクスポージャー〉
- 怪我をするかもしれないと心配になるようなことを行う（心配が本当に不合理である限り）

〈反応妨害〉
- 怪我をする心配のために、雑用や責務を避けている
- 怪我／事故を避けるために、過度に活動計画を立てている
- 事故を起こす心配のために、楽しい活動を断っている

◇死

〈イメージ・エクスポージャー〉
- 他の人の葬式に出席している場面をイメージする
- 人がどのように死ぬか、様々なシナリオをイメージする
  - ・突然の事故
  - ・慢性の病気
  - ・がん
  - ・老人ホームで数年過ごした後

・家族、友人、職場の反響を含む
- 自分自身の葬式をイメージする

〈現実エクスポージャー〉
- 激しく落胆する（葬儀への参列や墓参りはオプションではあるが）

〈反応妨害〉
- 死を見据えた過度の計画を立てている（過剰に遺言を見直す、保険を入念にチェックする）
- 長生きの方法についての再保証や助言を求めている
- 参列すべき葬式を避けている

健康不安（心気症）のためのアイデア

〈イメージ・エクスポージャー〉
- 前述した「汚染／細菌」の強迫観念に関する項目のいくつかは、関連性があるかもしれない
- 恐れている病気についての本を読んでいる
- 恐れている病気を描いたビデオや映画を見ている
- クライエントがかかったことのない伝染病にかかった子どもが帰宅する
- 救急処置室の待合室に座り、他の人の咳、うめき声、吐く音を聞いている
- 医師が不安に思っているほくろが、身体にある
- 検査の後、医師がこれは皮膚がんであり、手術が必要であると言っている
- 体内のがんで同じようなことをイメージする（例えば、胸や腹部にしこりを見つける）
- 原因の分からない頭痛がしている
- めまいがしている
- 吐き気がしている
- 入院している（リアルなものにするためには、詳細にイメージする）
- 結核あるいは他の恐れている病気と診断されている
- 最も恐れている病気に関する最悪のシナリオの物語を作る

〈内部感覚エクスポージャー〉
- 第12章の提案を参照してほしい

〈現実エクスポージャー〉
- 眉をつり上げ、頭部の痛みや変な感覚が生じるまで、そのままにしておく
- 静かに座り、穏やかに、すべての普通の感覚、緊張、通常は見過ごされる痛みまでをも観察する
- 救急処置室の待合室を訪れる
- 病院に見舞いに行く

〈反応妨害〉
- 不必要な診察の予約をしている
- 本やインターネットで症状を調べている
- テレビで健康番組を見ている
- 不必要なサプリメント食品を摂取している
- 鎮痛剤や制酸剤を過剰に服用している

第14章

感情エクスポージャーへの示唆

　第8章では、感情エクスポージャーが不安以外の問題に有益なツールであると論じた。不安以外の感情エクスポージャーと反応妨害の利用法について再検討し、いくつかの提案をすることで、エクスポージャーに関する研究を締めくくりたい。今後、拡大していく領域となるに違いない。感情エクスポージャーは、一般的には階層表を作成するが、利用法についての詳細は、McKayら（2011）に詳しい（本章の*の項目のすべての出典元である）。

抑うつ／悲しみ

　抑うつ的になると、様々な活動は不快になり、活動する不快感に耐えることがエクスポージャーの一つとなりうる。抑うつ感情を喚起する思考やイメージのままでいることもよいかもしれない。いくつかの例を以下に列挙する。

〈イメージ・エクスポージャー〉
- 人生の失敗を思い出す*
- ネガティブ思考（「私は哀れだ」「私はダメだ」のような）を心に留めておく
- 同僚があなたについての不満を、誰かに言っているところをイメージする
- それから、あなたに面と向かって言っているところをイメージする
- 将来についての最悪のシナリオをイメージする*
- 苦痛な喪失（ペットの死など）を思い出す*

- 起きるかもしれない苦痛な喪失をイメージする*

〈内部感覚エクスポージャー〉
- 頭を下げたままにしておく*
- 主要筋群を緊張させ、そのままを保つ*
- 口をギュッと結ぶ、顔をしかめる*
- 10ポンドのおもりを持ち歩く*

〈現実エクスポージャー〉
- クライエントを無気力から脱却させるあらゆる活動
- 散歩に出かける
- 食器洗いや他の家事をする*
- 外食に出かける
- 誰かに電話をして話をする
- 好かれてはいないと思う同僚あるいは隣人と話をする
- 映画やスポーツ観戦に行くなどの楽しいことをする

〈反応妨害〉
- 社会との接触を回避している*
- 活動あるいは家事を回避している
- 引きこもっている*
- 過度に眠っている*
- 薬物あるいはアルコールを使用している*
- 過去あるいは将来の失敗について反すうしている*
- 長椅子に座って動かない*

怒り

〈イメージ・エクスポージャー〉
- 社会の不正行為あるいはニュースになっている不正行為について考える*
- 不正あるいは怒っている人を描いているビデオや映像を見る
- 不当に扱われたことを思い出す

第14章　感情エクスポージャーへの示唆

- あなたをイライラさせることをイメージする（隣人があなたの窓を割る、同僚があなたについての噂話をしているところを目撃する、ペットが家の中で何かを引き裂く、子どもが騒ぎ立てる、あるいは言うことを聞かない）
- 交通渋滞に捕まっている場面をイメージする
- 好きではない人と口論している場面をイメージする

〈内部感覚エクスポージャー〉

- 第12章の「過呼吸／息切れ」や「動悸／心拍数増加」に関する多くのエクササイズが、怒り感情のシミュレーションに役立つ
- 怒っている暑い感覚を作り出すために、暖房機の近くに座る
- 激怒した感覚を作り出すために、厚着をして走る*

〈現実エクスポージャー〉

- 交通渋滞に巻き込まれる
- 意見が合わない政治家の話を聞く
- 嫌いなジャンルの音楽を聴く
- 議論に応じてくれる友人と、議論の分かれる問題について、至るところで議論する

〈反応妨害〉

- 言語的あるいは身体的に攻撃的である*
- アルコールあるいは薬物を使用している*
- イライラさせる出来事を反すうしている*
- 物を叩く、引き裂くなどで怒りを「発散している」

羞恥心

〈イメージ・エクスポージャー〉

- ズボンのチャックを開けて上品なレストランに入る、あるいはジーンズを着て高級なレストランに入る場面をイメージする
- 演劇で舞台に上がっていて、台詞を忘れている
- シフト通りに出勤するのを忘れていたことを、上司が告げる

251

- 顔色が悪い、器量が悪い、あるいは流行遅れであると、友人が述べる
- 恥ずかしくなる話題を思い出す
- 恥ずかしい思いをした出来事について詳しく話す

〈内部感覚エクスポージャー〉
- 第12章の「パニック症」や、前述の「抑うつ／悲しみ」の項目を参照してほしい。羞恥心の感覚が得られるかもしれない

〈現実エクスポージャー〉
- フォーマルな場所にカジュアルすぎる服装で、あるいはカジュアルな場所にフォーマルすぎる服装で、意図的に出かける
- 化粧をせずに、あるいは髪をぼさぼさにして外出する
- 敵のチームを応援する服装でスポーツイベントに行く
- カラオケで意図的に間違って歌う
- レストランでチップを置かない、あるいはファーストフード店でテーブルの上にゴミを置いていくといった、「恥ずかしい」と思うことをする
- 時々、自分が恥ずかしくなるようなことを言ってもらうよう、友人に頼む
- 遅れて出勤する（もしそうすることが許されるのであれば）

〈反応妨害〉
- 恥ずかしい感情と関連する場所、状況、あるいは人を回避している*
- 引きこもっている、あるいは活動を停止している*
- 挽回する何かを見つける望みを持って、過去の恥ずかしい状況を反すうしている*
- 羞恥心を抑えるために怒っている*
- 恥ずかしい思いをするかもしれないと恐れて、活動を回避している

文　献

Abramowitz, J. S., Deacon, B. J., & Whiteside, S. P. H. (2011). *Exposure therapy for anxiety: Principles and practice*. New York: Guilford.

Abramowitz, J. S., & Larsen, K. E. (2007). Exposure therapy for obsessive-compulsive disorder. In D. C. S. Richard & D. L. Lauterbach (Eds.), *Handbook of exposure therapies* (pp.185-208). Boston: Academic Press.

Abramowitz, J. S., Whiteside, S., Kalsy, S. A., & Tolin, D. F. (2003). Thought control strategies in obsessive-compulsive disorder: A replication and extension. *Behaviour Research and Therapy*, 41, 529-540.

American Psychiatric Association (2000). *Diagnostic and statistical manual* (4th ed., Text Revision). Washington, DC: Author.（高橋三郎・大野裕・染矢俊幸（訳）(2002). DSM-IV-TR 精神疾患の診断・統計マニュアル．医学書院）

American Psychiatric Association (2012). *DSM-5 development*. Retrieved from http://www.dsm5.org

Anderson, P., Rothbaum, B. O., & Hodges, L. F. (2003). Virtual reality exposure in the treatment of social anxiety. *Cognitive and Behavioral Practice*, 10, 240-247.

Andersson, G., Waara, J., Jonsson, U., Fredrik, M., Carlbring, P., & Lars-Göran, O. (2009). Internet-based self-help versus one-session exposure in the treatment of spider phobia: A randomized controlled trial. *Cognitive Behaviour Therapy*, 38, 114-120. doi: 10.1080/16506070902931326

Antony, M. M. (2011). Recent advances in the treatment of anxiety disorders. *Canadian Psychology*, 52, 1-9. doi: 10.1037/a022237

Antony, M. M., & Swinson, R. P. (2000). *Phobic disorders and panic in adults: A guide to assessment and treatment*. Washington, DC: American Psychological Association.

Barlow, D. H. (2002). *Anxiety and its disorders: The nature and treatment of anxiety and panic* (2nd ed.). New York: Guilford.

Barlow, D. H., Allen, L. B., & Choate, M. L. (2004). Toward a unified treatment for emotional disorders. *Behavior Therapy*, 35, 205-230.

Barlow, D. H., Ellard, K. K., Fairholme, C. P., Farchione, T. J., Boisseau, C. L., Ehrenreich-May, J. T., & Allen, L. B. (2010). *Unified protocol for transdiagnostic treatment of emotional disorders: Workbook*. New York: Oxford University Press.（堀越勝・伊藤正哉（訳）(2012). 不安とうつの統一プロトコル——診断を超えた認知行動療法　ワークブック．診断と治療社）

Barlow, D. H., Farchione, T. J., Fairholme, C. P., Ellard, K. K., Boisseau, C. L., Allen, L. B., &

Ehrenreich-May, J. (2011). *Unified protocol for transdiagnostic treatment of emotional disorders: Therapist guide.* New York: Oxford University Press. (堀越勝・伊藤正哉（訳）(2012). 不安とうつの統一プロトコル――診断を超えた認知行動療法 セラピストガイド. 診断と治療社)

Barlow, D. H., Raffa, S. D., & Cohen, E. M. (2002). Psychosocial treatments for panic disorders, phobias, and generalized anxiety disorder. In P. E. Nathan & J. M. Gorman (Eds.), *A guide to treatments that work* (2nd ed., pp.301-335). New York: Oxford University Press.

Batten, S. V. (2011). *Essentials of acceptance and commitment therapy.* Los Angeles: Sage Publications.

Beck, A. T. (1979). *Cognitive therapy for the emotional disorders.* New York: International Universities Press. (大野裕（訳）(1990). 認知療法――精神療法の新しい発展. 岩崎学術出版社)

Beck, A. T., & Steer, R. A. (1990). *Manual for the Beck Anxiety Inventory.* San Antonio, TX: Psychological Corporation.

Beck, J. (2011). *Cognitive behavior therapy: Basics and beyond* (2nd ed.). New York: Guilford.

Becker, C. B., Darius, E., & Schaumberg, K. (2007). An analog study of patient preferences for exposure versus alternative treatments for posttraumatic stress disorder. *Behaviour Research and Therapy,* 45, 2861-2873.

Becker, C. B., & Zayfert, C. (2001). Integrating DBT-based techniques and concepts to facilitate exposure treatment for PTSD. *Cognitive and Behavioral Practice,* 8, 107-122.

Becker, C. B., Zayfert, C., & Anderson, E. (2004). A survey of psychologists' attitudes towards and utilization of exposure therapy for PTSD. *Behaviour Research and Therapy,* 42, 277-292. doi: 10.1016/ S0005-7967(03)00138-4

Bögels, S. M., Alden, L., Beidel, D. C., Clark, L. A., Pine, D. S., Stein, M. B., & Voncken, M. (2010). Social anxiety disorder: Questions and answers for the DSM-V. *Depression and Anxiety,* 27, 168-189.

Bouchard, S., Côté, S., & Richard, D. C. S. (2007). Virtual reality applications for exposure. In D. C. S. Richard & D. L. Lauterbach (Eds.), *Handbook of exposure therapies* (pp.347-388). Boston: Academic Press.

Britton, J. C., Lissek, S., Grillon, C., Norcross, M. A., & Pine, D. S. (2011). Development of anxiety: The role of threat appraisal and fear learning. *Depression and Anxiety,* 28, 5-17.

Brown, T. A., Campbell, A., Lehman, C. L., Grisham, J. R., & Mancill, R. B. (2001). Current and lifetime comorbidity of the DSM-IV anxiety and mood disorders in a large clinical sample. *Journal of Abnormal Psychology,* 110, 49-58.

Burijon, B. N. (2007). *Biological bases of clinical anxiety.* New York: W. W. Norton.

Butler, G., Fennell, M., & Hackmann, A. (2008). *Cognitive-behavioral therapy for anxiety disorders:*

Mastering clinical challenges. New York: Guilford.

Cahill, S. P., Rothbaum, B. O., Resick, P. A., & Follette, V. M. (2009). Cognitive behavior therapy for adults. In E. B. Foa, T. M. Keane, M. J. Friedman, & J. A. Cohen (Eds.), *Effective treatments for PTSD: Practice guidelines from the International Society for Traumatic Stress Studies* (pp.138-222). New York: Guilford.（飛鳥井望（監訳）（2013）．PTSD治療ガイドライン（第2版）．金剛出版）

Cherian, A. E., & Frost, R. O. (2007). Treating compulsive hoarding. In M. M. Antony, C. Purdon, & L. J. Summerfeldt (Eds.), *Psychological treatment of obsessive-compulsive disorder: Fundamentals and beyond* (pp.231-249). Washington, DC: American Psychological Association.

Chorpita, B. F. (2007). *Modular cognitive-behavioral therapy for childhood anxiety disorders.* New York: Guilford.

Chrestman, K. R., Gilboa-Schechtman, E., & Foa, E. B. (2008). *Prolonged exposure therapy for PTSD: Teen workbook.* New York: Oxford University Press.（金吉晴・小林由希・大滝涼子・大塚佳代（訳）（2014）．青年期PTSDの持続エクスポージャー療法――10代のためのワークブック．星和書店）

Clark, D. A., & Beck, A. T. (2010). *Cognitive therapy of anxiety disorders: Science and practice.* New York: Guilford.（大野裕（監訳）（2013）．不安症の認知療法――科学的知見と実践的介入．明石書店）

Craske, M. G., & Barlow, D. H. (2001). Panic disorder and agoraphobia. In D. H. Barlow (Ed.), *Clinical handbook of psychological disorders* (3rd ed., pp.1-59). New York: Guilford.

Davison, G. C. (1968). Systematic desensitization as a counterconditioning process. *Journal of Abnormal Psychology*, 73, 91-99.

Dimidjian, S., Hollon, S. D., Dobson, S. D., Schmaling, K. B., Kohlenberg, R. J., Addis, M. E., Gallop, R., McGlinchey, J. B., Markley, D. K., Gollan, J. K., Atkins, D. C., Dunner, D. L., & Jacobson, N. S. (2006). Randomized trial of behavioral activation, cognitive therapy, and antidepressant medication in acute treatment of adults with major depression. *Journal of Consulting and Clinical Psychology*, 74, 658-670.

Dobson, D., & Dobson, K. S. (2009). *Evidence-based practice of cognitive-behavioral therapy.* New York: Guilford.

Dobson, K. S., & Dozois, D. J. A. (2001). Historical and philosophical bases of the cognitive-behavioral therapies. In K. S. Dobson (Ed.), *Handbook of cognitive-behavioral therapies* (2nd ed., pp.3-39). New York: Guilford.

Dougherty, D. D., Rauch, S. L., & Jenike, M. A. (2002). Pharmacological treatments for obsessive compulsive disorder. In P. E. Nathan & J. M. Gorman (Eds.), *A guide to treatments that work*

(2nd ed., pp.387-410). New York: Oxford University Press.

Dugas, M. J., Ladouceur, R., Léger, E., Freeston, M. H., Langlois, F., Provencher, M. D., & Boisvert, J. (2003). Group cognitive-behavioral therapy for generalized anxiety disorder: Treatment outcome and long-term follow-up. *Journal of Consulting and Clinical Psychology*, 71, 821-825. doi: 10.10337/0022-006X. 71.4.821

Dugas, M. J., & Robichaud, M. (2007). *Cognitive-behavioral treatment for generalized anxiety disorder*. New York: Routledge.

Eifert, G. H., & Forsyth, J. P. (2005). *Acceptance and commitment therapy for anxiety disorders: A practitioner's guide to using mindfulness, acceptance, and values-based behavior change strategies*. Oakland, CA: New Harbinger.（三田村仰・武藤崇（監訳）（2012）．不安症のためのACT（アクセプタンス＆コミットメント・セラピー）——実践家のための構造化マニュアル．星和書店）

Ellis, A., & Blau, S. (Eds.) (1998). *The Albert Ellis reader: A guide to well-being using rational-emotive behavior therapy*. New York: Citadel Press.

Fisher, J. E., & O'Donohue, W. T. (Eds.) (2006). *Practitioner's guide to evidence-based therapy*. New York: Springer.

Foa, E. B. (2011). Prolonged exposure therapy: Past, present, and future. *Depression and Anxiety*, 28, 1043-1047.

Foa, E. B., & Cahill, S. P. (2001). Psychological therapies: Emotional processing. In N. J. Smelser & P. B. Bates (Eds.), *International encyclopedia of the social and behavioral sciences* (pp.12363-12369). Oxford: Elsevier.

Foa, E. B., Hembree, E. A., Cahill, S. P., Rauch, S. A., Riggs, D. S., Feeny, N. C., & Yadin, E. (2005). Randomized trial of prolonged exposure for PTSD with and without cognitive restructuring: Outcome at academic and community clinics. *Journal of Consulting and Clinical Psychology*, 73, 953-964.

Foa, E. B., Hembree, E. A., & Rothbaum, B. O. (2007). *Prolonged exposure therapy for PTSD: Emotional processing of traumatic experiences, Therapist guide*. New York: Oxford University Press.（金吉晴・小西聖子（監訳）（2009）．PTSDの持続エクスポージャー療法——トラウマ体験の情動処理のために．星和書店）

Foa, E. B., Huppert, J. D., & Cahill, S. P. (2006). Emotional processing theory: An update. In B. O. Rothbaum (Ed.), *Pathological anxiety: Emotional processing in etiology and treatment* (pp.3-24). New York: Guilford.

Foa, E. B., & Kozak, M. J. (1985). Treatment of anxiety disorders: Implications for psychopathology. In A. H. Tuma & J. Maser (Eds.), *Anxiety and the anxiety disorders* (pp.421-461). Hillsdale, NJ:

Erlbaum.

Foa, E. B., & Kozak, M. J. (1986). Emotional processing of fear: Exposure to corrective information. *Psychological Bulletin*, 99, 20-35.

Foa, E. B., Steketee, G., Grayson, J. B., Turner, R. M., & Latimer, P. (1984). Deliberate exposure and blocking of obsessive-compulsive rituals: Immediate and long-term effects. *Behavior Therapy*, 15, 450-472.

Forsyth, J. P., Barrios, V., & Acheson, D. T. (2007). Exposure therapy and cognitive interventions for the anxiety disorders: Overview and newer third-generation perspectives. In D. C. S. Richard & D. L. Lauterbach (Eds.), *Handbook of exposure therapies* (pp.61-108). Boston: Academic Press.

Forsyth, J. P., & Eifert, G. H. (2007). *The mindfulness & acceptance workbook for anxiety: A guide to breaking free from anxiety, phobias & worry using acceptance & commitment therapy.* Oakland, CA: New Harbinger.（熊野宏昭・奈良元壽（監修）（2012）．不安・恐れ・心配から自由になるマインドフルネス・ワークブック──豊かな人生を築くためのアクセプタンス＆コミットメント・セラピー．明石書店）

Forsyth, J. P., Fusé, T., & Acheson, D. T. (2008). Interoceptive exposure for panic disorder. In W. T. O'Donohue & J. E. Fisher (Eds.), *Cognitive behavior therapy: Applying empirically supported techniques in your practice* (pp.296-308). New York: Wiley.

Franklin, M. E., Abramowitz, J. S., Kozak, M. J., Levitt, J. T., & Foa, E. B. (2000). Effectiveness of exposure and ritual prevention for obsessive-compulsive disorder: Randomized compared with nonrandomized samples. *Journal of Consulting and Clinical Psychology*, 68, 594-602.

Franklin, M. E., & Foa, E. B. (2002). Cognitive behavioral treatment of obsessive-compulsive disorder. In P. E. Nathan & J. M. Gorman (Eds.), *A guide to treatments that work* (2nd ed., pp.431-446). New York: Oxford University Press.

Franklin, M. E., Ledley, D. A., & Foa, E. B. (2008). Response prevention. In W. T. O'Donohue & J. E. Fisher (Eds.), *Cognitive behavior therapy: Applying empirically supported techniques in your practice* (pp.445-451). New York: Wiley.

Freud, S. (1909/1955). Analysis of a five-year-old boy. In J. Strachey (Ed. & Trans.), *The standard edition of the complete psychological works of Sigmund Freud* (Vol.10, pp.3-149). London: Hogarth Press.

Freud, S. (1920/1966). *Introductory lectures on psychoanalysis.* New York: W. W. Norton.

Ghosh, A., & Marks, I. M. (1987). Self-treatment of agoraphobia by exposure. *Behavior Therapy*, 18, 3-16.

Gibson, E. J., & Walk, R. D. (1960). The "visual cliff." *Scientific American*, 202, 64-71.

Gortner, E.-M., Rude, S. S., & Pennebaker, J. W. (2006). Benefits of expressive writing in lowering rumination and depressive symptoms. *Behavior Therapy*, 37, 292-303.

Götestam, K. G., & Svebak, S. (2009). Treatment of tunnel phobia: An experimental field study. *Cognitive Behaviour Therapy*, 38, 146-152. doi: 10.1080/16506070802675262

Grunes, M. S., Neziroglu, F., & McKay, D. (2001). Family involvement in the behavioral treatment of obsessive-compulsive disorder: A preliminary investigation. *Behavior Therapy*, 32, 803-820.

Harman, J. S., Rollman, B. L., Hanusa, B. H., Lenze, E. J., & Shear, M. K. (2002). Physician office visits of adults for anxiety disorders in the United States, 1985-1998. *Journal of General Internal Medicine*, 17, 165-172.

Harris, S. R., Kemmerling, R. L., & North, M. M. (2002). Brief virtual reality therapy for public speaking anxiety. *Cyberpsychology and Behavior*, 5, 543-550.

Hayes, A. M., Beevers, C. G., Feldman, G. C., Laurenceau, J.-P., & Perlman, C. (2005). Avoidance and processing as predictors of symptom change and positive growth in an integrative therapy for depression. *International Journal of Behavioral Medicine*, 12, 111-122.

Hayes, A. M., Feldman, G. C., Beevers, C. G., Laurenceau, J.-P., Cardaciotto, L., & Lewis-Smith, J. (2007). Discontinuities and cognitive changes in an exposure-based cognitive therapy for depression. *Journal of Consulting and Clinical Psychology*, 75, 409-421. doi: 10.1037/0022-006X.75.3.409

Hayes, A. M., & Harris, M. S. (2000). The development of an integrative treatment for depression. In S. Johnson, A. M. Hayes, T. Field, N. Schneiderman, & P. McCabe (Eds.), *Stress, coping and depression* (pp.291-306). Mahwah, NJ: Erlbaum.

Hayes, S. C. (2005). Foreword. In G. H. Eifert & J. P. Forsyth, *Acceptance and commitment therapy: A practitioner's treatment guide to using mindfulness, acceptance, and values-based behavior change strategies* (pp.v-vii). Oakland, CA: New Harbinger.

Hayes, S. C., Barnes-Holmes, D., & Roche, B. (2001). *Relational frame theory: A post-Skinnerian account of human language and cognition.* New York: Plenum Press.

Hayes, S. C., Strosahl, K. D., & Wilson, K. G. (1999). *Acceptance and commitment therapy: An experiential approach to behavior change.* New York: Guilford.

Hayes, S. C., Strosahl, K. D., & Wilson, K. G. (2011). *Acceptance and commitment therapy: The process and practice of mindful change* (2nd ed.). New York: Guilford.（武藤崇・三田村仰・大月友（監訳）（2014）．アクセプタンス＆コミットメント・セラピー（ACT）第2版——マインドフルな変化のためのプロセス．星和書店）

Hazlett-Stevens, H., & Craske, M. G., (2008). Live (in vivo) exposure. In W. T. O'Donohue & J. E. Fisher (Eds.), *Cognitive behavior therapy: Applying empirically supported techniques in your practice* (pp.309-316). New York: Wiley.

Head, L. S., & Gross, A. M. (2008). Systematic desensitization. In W. T. O'Donohue & J. E. Fisher (Eds.), *Cognitive behavior therapy: Applying empirically supported techniques in your practice* (pp.542-549). New York: Wiley.

Herman, J. L. (1992). Complex PTSD: A syndrome in survivors of prolonged and repeated trauma. *Journal of Traumatic Stress*, 5, 377-391.

Himle, J. A., & Hoffman, J. (2007). Exposure therapy for hypochondriasis. In D. C. S. Richard & D. L. Lauterbach (Eds.), *Handbook of exposure therapies* (pp.299-309). Boston: Academic Press.

Hofmann, S. G., & Barlow, D. H. (2002). Social phobia (social anxiety disorder). In D. H. Barlow (Ed.), *Anxiety and its disorders: The nature and treatment of anxiety and panic* (pp.454-476). New York: Guilford.

Hoodin, F., & Gillis, G. (2007). Applications of exposure techniques in behavioral medicine. In D. C. S. Richard & D. L. Lauterbach (Eds.), *Handbook of exposure therapies* (pp.271-298). Boston: Academic Press.

Kagan, J., & Snidman, N. (1991). Infant predictors of inhibited and uninhibited behavioral profiles. *Psychological Science*, 2, 40-44.

Karekla, M., Forsyth, J. P., & Kelly, M. M. (2004). Emotional avoidance and panicogenic responding to a biological challenge procedure. *Behavior Therapy*, 35, 725-746.

Kass, W., & Gilner, F. H. (1974). Drive level, incentive conditions and systematic desensitization. *Behaviour Research and Therapy*, 12, 99-106.

Kessler, R. C., Chiu, W. T., Demler, O., & Walters, E. E. (2005). Prevalence, severity, and comorbidity of 12-month DSM-IV disorders in the National Comorbidity Survey Replication. *Archives of General Psychiatry*, 62, 617-627.

Koch, E. I., Gloster, A. T., & Waller, S. A. (2007). Exposure treatments for panic disorder with and without agoraphobia. In D. C. S. Richard & D. L. Lauterbach (Eds.), *Handbook of exposure therapies* (pp.221-245). Boston: Academic Press.

Koerner, K., & Dimeff, L. A. (2007). Overview of dialectical behavior therapy. In L. A. Dimeff & K. Koerner (Eds.), *Dialectical behavior therapy in clinical practice: Applications across disorders and settings* (pp.1-18). New York: Guilford. (遊佐安一郎（訳）(2014)．弁証法的行動療法（DBT）の上手な使い方——状況に合わせた効果的な臨床適用．星和書店)

Krijn, M., Emmelkamp, P. M. G., Olafsson, R. O., & Beimond, R. (2004). Virtual reality exposure therapy of anxiety disorders: A review. *Clinical Psychology Review*, 24, 259-281.

Kumar, S., Feldman, G., & Hayes, A. (2008). Changes in mindfulness and emotion regulation in an exposure-based cognitive therapy for depression. *Cognitive Therapy & Research*, 32, 734-744.

doi: 10.1007/s10608-008-9190-1

Levis, D. J. (2002). Implosive therapy. In M. Hersen & W. Sledge (Eds.), *Encyclopedia of psychotherapy* (Vol.2, pp.1-6). New York: Elsevier Science.

Levis, D. J. (2008). The prolonged CS exposure techniques of implosive (flooding) therapy. In W. T. O'Donohue & J. E. Fisher (Eds.), *Cognitive behavior therapy: Applying empirically supported techniques in your practice* (pp.272-282). New York: Wiley.

Lilliecreutz, C., Josefsson, A., & Sydsjö, G. (2010). An open trial with cognitive behavioral therapy for blood and injection phobia in pregnant women: A group intervention program. *Archives of Women's Mental Health, 13*, 259-265. doi: 10.1007/s00737-009-0126-x

Linehan, M. M. (1993a). *Cognitive-behavioral treatment of borderline personality disorder*. New York: Guilford.（大野裕（監訳）（2007）．境界性パーソナリティ障害の弁証法的行動療法──DBTによるBPDの治療．誠信書房）

Linehan, M. M. (1993b). *Skills training manual for treatment of borderline personality disorder*. New York: Guilford.（小野和哉（監訳）（2007）．弁証法的行動療法実践マニュアル──境界性パーソナリティ障害への新しいアプローチ．金剛出版）

Linehan, M. M. (1995). *Understanding borderline personality disorder: The dialectic approach program treatment manual*. New York: Guilford.

Linehan, M. M. (1999). Development, evaluation and dissemination of effective psychosocial treatments: Stages of disorder, levels of care and stages of treatment research. In M. G. Glantz & C. R. Hartel (Eds.), *Drug abuse: Origins and interventions* (pp.367-394). Washington, DC: American Psychological Association.

Marks, I. (1975). Behavioral treatments of phobic and obsessive compulsive disorders: A critical appraisal. In M. Hersen, R. M. Eisler, & P. M. Miller (Eds.), *Progress in behavior modification* (Vol.1, pp.65-158). New York: Academic Press.

Marra, T. (2004). *Depressed and anxious: The dialectical behavior therapy workbook for overcoming depression & anxiety*. Oakland, CA: New Harbinger.（永田利彦（監訳）（2011）．うつと不安のマインドフルネス・セルフヘルプブック──人生を積極的に生きるためのDBT（弁証法的行動療法）入門．明石書店）

May, G. (1982). *Will and spirit*. San Francisco: Harper & Row.

McKay, M., Fanning, P., & Ona, P. Z. (2011). *Mind and emotions: A universal treatment for emotional disorders*. Oakland, CA: New Harbinger.

McKay, M., Wood, J. C., & Brantley, J. (2007). *The dialectical behavior therapy skills workbook: Practical DBT exercises for learning mindfulness, interpersonal effectiveness, emotion regulation & distress tolerance*. Oakland, CA: New Harbinger.（遊佐安一郎・荒井まゆみ（訳）（2011）．弁証

法的行動療法実践トレーニングブック——自分の感情とよりうまくつきあってゆくために．星和書店）

Meyer, V. (1966). Modification of expectations in cases with obsessional rituals. *Behaviour Research and Therapy*, 4, 273-280.

Miller, C. (2002). Flooding. In M. Hersen & W. Sledge (Eds.), *Encyclopedia of psychotherapy* (Vol.1, pp.809-813). New York: Elsevier Science.

Miller, H. R., & Nawas, M. M. (1970). Control of aversive stimulus termination in systematic desensitization. *Behaviour Research and Therapy*, 8, 57-61.

Mineka, S. (1979). The role of fear in theories of avoidance learning, flooding, and extinction. *Psychological Bulletin*, 86, 985-1010.

Moonshine, C. (2008). *Acquiring competency and achieving proficiency with dialectical behavior therapy: Volume 1, the clinician's guidebook*. Eau Claire, WI: PESI.

Mowrer, O. H. (1953). Neurosis, psychotherapy, and two-factor learning theory. In O. H. Mowrer (Ed.), *Psychotherapy theory and research* (pp.140-149). New York: Ronald Press.

Mowrer, O. H. (1960). *Learning theory and behavior*. New York: Wiley.

National Institute of Mental Health (2009). *Anxiety disorders*. Washington, DC: Author.

Nawas, M. M., Welsch, W. V., & Fishman, S. T. (1970). The comparative effectiveness of pairing aversive imagery with relaxation, neutral tasks and muscular tension in reducing snake phobia. *Behaviour Research and Therapy*, 8, 63-68.

Neuner, F., Kurreck, S., Ruf, M., Odenwald, M., Elbert, T., & Schauer, M. (2010). Can asylum-seekers with posttraumatic stress disorder be successfully treated? A randomized controlled pilot study. *Cognitive Behaviour Therapy*, 39, 81-91. doi: 10.1080/16506070903121042

Neuner, F., Onyut, P. L., Ertel, V., Odenwald, M., Schauer, E., & Elbert, T. (2008). Treatment of posttraumatic stress disorder by trained lay counselors in an African refugee settlement: A randomized controlled trial. *Journal of Consulting and Clinical Psychology*, 76, 686-694. doi: 10.1037/0022-006X.76.4.686

Neuner, F., Schauer, M., Klaschik, C., Karunakara, U., & Elbert, T. (2004). A comparison of narrative exposure therapy, supportive counseling, and psychoeducation for treating posttraumatic stress disorder in an African refugee settlement. *Journal of Consulting and Clinical Psychology*, 72, 579-587. doi:10.1037.0022-006X.72.4.579

Norberg, M. M., Krystal, J. H., & Tolin, D. F. (2008). A meta-analysis of D-cycloserine and the facilitation of fear extinction and exposure therapy. *Biological Psychiatry*, 63, 1118-1126. doi: 10.1016/j.biopsych.2008.01.012

Orsillo, S. M., Roemer, L., & Holowka, D. W. (2005). Acceptance-based behavioral therapies for anxiety: Using acceptance and mindfulness to enhance traditional cognitive-behavioral approaches. In S. M. Orsillo & L. Roemer (Eds.), *Acceptance and mindfulness-based approaches to anxiety: Conceptualization and treatment* (pp.3-35). New York: Springer.

Öst, L.-G. (1989). One-session treatment for specific phobias. *Behaviour Research and Therapy*, 27, 123-130.

Pavlov, I. P. (1927). In G. V. Anrep (Trans.), *Conditioned reflexes*. London: Oxford University Press.

Pennebaker, J. W. (1997). Writing about emotional experiences as a therapeutic process. *Psychological Science*, 8, 162-166.

Pfeifer, M., Goldsmith, H. H., Davidson, R. J., & Rickman, M. (2002). Continuity and change in inhibited and uninhibited children. *Child Development*, 73, 1474-1485.

Powers, M. B., & Emmelkamp, P. M. G. (2008). Virtual reality exposure therapy for anxiety disorders: A meta-analysis. *Journal of Anxiety Disorders*, 22, 561-569. doi: 10.1016./j.jandis.2007.04.006

Powers, M. B., Smits, J. A. J., Leyro, T. M., & Otto, M. W. (2007). Translational research perspectives on maximizing the effectiveness of exposure therapy. In D. C. S. Richard & D. L. Lauterbach (Eds.), *Handbook of exposure therapies* (pp.109-126). Boston: Academic Press.

Prochaska, J. O., & Norcross, J. C. (1999). *Systems of psychotherapy: A transtheoretical analysis* (4th ed.). Pacific Grove, CA: Brooks/Cole.

Quilty, L. C., Van Ameringen, M., Mancini, C., Oakman, J., & Farvolden, P. (2003). Quality of life and the anxiety disorders. *Journal of Anxiety Disorders*, 17, 405-426.

Rachman, S. (1980). Emotional processing. *Behaviour Research and Therapy*, 18, 51-60.

Radomsky, A. S., Bohne, A., & O'Connor, K. P. (2007). Treating comorbid presentations: Obsessive-compulsive disorder and disorders of impulse control. In M. M. Antony, C. Purdon, & L. J. Summerfeldt (Eds.), *Psychological treatment of obsessive-compulsive disorder: Fundamentals and beyond* (pp.295-309). Washington, DC: American Psychological Association.

Rapaport, M. H., Clary, C., Fayyad, R., & Endicott, J. (2005). Quality-of-life impairment in depressive and anxiety disorders. *American Journal of Psychiatry*, 162, 1171-1178.

Reading, A. (2004). *Hope and despair: How perceptions of the future shape human behavior*. Baltimore, MD: The Johns Hopkins University Press.

Reynolds, S. K., & Linehan, M. M. (2002). Dialectical behavior therapy. In M. Hersen & W. Sledge (Eds.), *Encyclopedia of psychotherapy: Volume 1: A-H* (pp.621-628). San Diego, CA: Academic Press.

Richard, D. C. S., & Gloster, A. T. (2007). Exposure therapy has a public relations problem: A dearth of litigation amid a wealth of concern. In D. C. S. Richard & D. L. Lauterbach (Eds.), *Handbook of exposure therapies* (pp.409-425). Boston: Academic Press.

Richard, D. C. S., Lauterbach, D., & Gloster, A. T. (2007). Description, mechanisms of action, and assessment. In D. C. S. Richard & D. L. Lauterbach (Eds.), *Handbook of exposure therapies* (pp.1-28). Boston: Academic Press.

Riggs, D. S., & Foa, E. B. (2008). Treating contamination concerns and compulsive washing. In M. M. Antony, C. Purdon, & L. J. Summerfeldt (Eds.), *Psychological treatment of obsessive-compulsive disorder: Fundamentals and beyond* (pp.149-168). Washington, DC: American Psychological Association.

Roemer, L., Orsillo, S. M., & Salters-Pedneault, K. (2008). Efficacy of an acceptance-based behavior therapy for generalized anxiety disorder: Evaluation in a randomized controlled trial. *Journal of Consulting and Clinical Psychology, 76,* 1083-1089. doi: 10.1037/a0012720

Rogers, C. R. (1957). The necessary and sufficient conditions of therapeutic personality change. *Journal of Consulting Psychology, 21,* 95-103.

Rogers, C. R. (1961). *On becoming a person.* Boston: Houghton Mifflin.（諸富祥彦・末武康弘・保坂亨（訳）（2005）．ロジャーズが語る自己実現の道．岩崎学術出版社）

Rosqvist, J. (2005). *Exposure treatments for anxiety disorders: A practitioner's guide to concepts, methods, and evidence-based practice.* New York: Routledge.

Rothbaum, B. O., Foa, E. B., & Hembree, E. A. (2007). *Reclaiming your life from a traumatic experience: A prolonged exposure treatment program workbook.* New York: Oxford University Press.（小西聖子・金吉晴（監訳）（2012）．PTSDの持続エクスポージャー療法ワークブック──トラウマ体験からあなたの人生を取り戻すために．星和書店）

Rothbaum, B. O., Hodges, L., Smith, S., Lee, J. H., & Price, L. (2000). A controlled study of virtual reality exposure therapy for the fear of flying. *Journal of Consulting and Clinical Psychology, 68,* 1020-1026.

Rowa, K., Antony, M. M., & Swinson, R. P. (2007). Exposure and response prevention. In M. M. Antony, C. Purdon, & L. J. Summerfeldt (Eds.), *Psychological treatment of obsessive-compulsive disorder: Fundamentals and beyond* (pp.79-109). Washington, DC: American Psychological Association.

Roy-Byrne, P. P., & Cowley, D. S. (2002). Pharmacological treatments for panic disorder, generalized anxiety disorder, specific phobia, and social anxiety disorder. In P. E. Nathan & J. M. Gorman (Eds.), *A guide to treatments that work* (2nd ed., pp.301-335). New York: Oxford University Press.

Ruf, M., Schauer, M., Neuner, F., Catani, C., Schauer, E., & Elbert, T. (2010). Narrative exposure therapy for 7- to 16-year-olds: A randomized controlled trial with traumatized refugee children. *Journal of Traumatic Stress*, 23, 437-445. doi: 10.1002.jts.20548

Salsman, N. (2008). Dialectical behavior therapy. In F. T. L. Leong, H. E. A. Tinsley, & S. H. Lease (Eds.), *Encyclopedia of counseling: Volume 2: Personal and emotional counseling* (pp.571-572). Los Angeles: Sage.

Sapolsky, R. M. (1998). *Why zebras don't get ulcers: An updated guide to stress, stress related diseases, and coping* (2nd ed.). New York: W. H. Freeman.

Schauer, M., Neuner, F., & Elbert, T. (2005). *Narrative exposure therapy: A short-term intervention for traumatic stress disorders after war, terror, or torture.* Cambridge, MA: Hogrefe and Huber.（森茂起（監訳）（2010）．ナラティヴ・エクスポージャー・セラピー――人生史を語るトラウマ治療．金剛出版）

Segal, Z. V., Williams, J. M. G., & Teasdale, J. D. (2002). *Mindfulness-based cognitive therapy for depression: A new approach in preventing relapse.* New York: Guilford.（越川房子（監訳）（2007）．マインドフルネス認知療法――うつを予防する新しいアプローチ．北大路書房）

Shapiro, F. (1995). *Eye movement desensitization and reprocessing (EMDR): Basic principles, protocols, and procedures.* New York: Guilford.（市井雅哉（監訳）（2004）．EMDR――外傷記憶を処理する心理療法．二瓶社）

Sherman, A. R. (1972). Real-life exposure as a primary therapeutic factor in the desensitization treatment of fear. *Journal of Abnormal Psychology*, 79, 19-28.

Simpson, H. B., & Liebowitz, M. R. (2006). Best practice in treating obsessive-compulsive disorder: What the evidence says. In B. O. Rothbaum (Ed.), *Pathological anxiety: Emotional processing in etiology and treatment* (pp.132-146). New York: Guilford.

Smith, A. (2010, March). *A stomach of steel: Engineering exposures to treat emetophobia.* Presentation at the meeting of the Anxiety Disorders Association of America, Baltimore, MD.

Stampfl, T. G., & Levis, D. J. (1967). The essentials of implosive therapy: A learning theory based on psychodynamic behavioral therapy. *Journal of Abnormal Psychology*, 72, 496-503.

Stein, M. B., Sherbourne, C. D., Craske, M. G., Means-Christensen, A., Bystritsky, A., Katon, W., Sullivan, G., & Roy-Byrne, P. P. (2004). Quality of care of primary care patients with anxiety disorders. *American Journal of Psychiatry*, 161, 2230-2237.

Summerfeldt, L. J. (2008). Treating incompleteness, ordering, and arranging concerns. In M. M. Antony, C. Purdon, & L. J. Summerfeldt (Eds.), *Psychological treatment of obsessive-compulsive disorder: Fundamentals and beyond* (pp.187-207). Washington, DC: American Psychological Association.

Swales, M. A., & Heard, H. L. (2009). *Dialectical behaviour therapy: Distinctive features.* New York: Routledge.

Swinson, R. P., Fergus, K. D., Cox, B. J., & Wickwire, K. (1995). Efficacy of telephone-administered behavioral therapy for panic disorder with agoraphobia. *Behavior Research and Therapy*, 33, 465-469.

Taylor, S. (Ed.) (1999). *Anxiety sensitivity: Theory, research, and treatment of the fear of anxiety*. Mahwah, NJ: Erlbaum.

Thich Nhat Hanh. (1999). *The miracle of mindfulness*. Boston: Beacon Press.

Thyer, B. A. (1981). Prolonged in vivo exposure therapy with a 70-year-old woman. *Journal of Behavior Therapy and Experimental Psychiatry*, 12, 69-71.

Thyer, B. A. (1985). Audio-taped exposure therapy in a case of obsessional neurosis. *Journal of Behavior Therapy and Experimental Psychiatry*, 16, 271-273.

Todd, J. T., & Pietrowski, J. L. (2007). Animal models. In D. C. S. Richard & D. L. Lauterbach (Eds.), *Handbook of exposure therapies* (pp.29-51). Boston: Academic Press.

Tolin, D. F., & Steketee, G. (2007). General issues in psychological treatment for obsessive-compulsive disorder. In M. M. Antony, C. Purdon, & L. J. Summerfeldt (Eds.), *Psychological treatment of obsessive-compulsive disorder: Fundamentals and beyond* (pp.31-59). Washington, DC: American Psychological Association.

Törneke, N. (2010). *Learning RFT: An introduction to relational frame theory and its clinical applications*. Oakland, CA: New Harbinger.（山本淳一（監訳）(2013)．関係フレーム理論（RFT）を学ぶ——言語行動理論・ACT入門．星和書店）

Tryon, W. W. (2005). Possible mechanisms for why desensitization and exposure therapy work. *Clinical Psychology Review*, 25, 67-94. doi: 10.1016/j.cpr.2004.08.005

Van Minnen, A., Hendriks, L., & Olff, M. (2010). When do trauma experts choose exposure therapy for PTSD patients? A controlled study of therapist and patient factors. *Behaviour Research and Practice*, 48, 1-9. doi: 10.1016/j.brat.2009.12.003

Van Noppen, B. L., Steketee, G., McCorkle, B. H., & Pato, M. (1997). Group and multifamily behavioral treatment for obsessive compulsive disorder: A pilot study. *Journal of Anxiety Disorders*, 11, 431-446.

Wald, J., & Taylor, S. (2003). Preliminary research on the efficacy of virtual reality exposure therapy to treat driving phobia. *CyberPsychology and Behavior*, 6, 459-465. doi: 10.1089/109493103769710488

Walker, C. E., Hedberg, A. G., Clement, P. W., & Wright, L. (1981). *Clinical procedures for behavior therapy*. Upper Saddle River, NJ: Prentice Hall.

Watson, J. B., & Rayner, R. (1920). Conditioned emotional reactions. *Journal of Experimental Psychology*, 3, 1-14.

Wells, A., Clark, C. M., Salkovskis, P., Ludgate, J., Hackmann, A., & Gelder, M. (1995). Social phobia: The role of in-session safety behaviors in maintaining anxiety and negative beliefs. *Behavior Therapy*, 26, 153-161.

Wiederhold, B. K., Gevirtz, R. N., & Spira, J. L. (2001). Virtual reality exposure therapy vs. imagery desensitization therapy in the treatment of flying phobia. In G. Riva & C. Galimberti (Eds.), *Towards cyberpsychology: Mind, cognitions and society in the Internet age* (pp.253-272). Amsterdam: IOS Press.

Wolitzky-Taylor, K. B., Horowitz, J. D., Powers, M. B., & Telch, M. J. (2008). Psychological approaches in the treatment of specific phobia: A meta-analysis. *Clinical Psychology Review*, 28, 1021-1037.

Wolpe, J. (1958). *Psychotherapy of reciprocal inhibition*. Stanford, CA: Stanford University Press.（金久卓也（監訳）（1977）．逆制止による心理療法．誠信書房）

Wolpe, J. (1961). The systematic desensitization treatment of neurosis. *Journal of Mental and Nervous Disease*, 112, 189-203.

Wolpe, J. (1990). *The practice of behavior therapy* (4th ed.). New York: Pergamon.

Wood, J. J., & McLeod, B. D. (2008). *Child anxiety disorders: A family-based treatment manual for practitioners*. New York: W. W. Norton.

Yehuda, R., Marshall, R., Penkower, A., & Wong, C. M. (2002). Pharmacological treatments for posttraumatic stress disorder. In P. E. Nathan & J. M. Gorman (Eds.), *A guide to treatments that work* (2nd ed., pp.411-445). New York: Oxford University Press.

Yoder, M., Tuerk, P. W., Price, M., Grubaugh, A. L., Strachan, M., Myrick, H., & Acierno, R. (2011, November 14). Prolonged exposure therapy for combat-related posttraumatic stress disorder: Comparing outcomes for veterans of different wars. *Psychological Services*. Advance online publication. doi: 10.1037/a0026279

Zimmerman, M., & Chelminski, I. (2003). Generalized anxiety disorder in patients with major depression: Is DSM-IV's hierarchy correct? *American Journal of Psychiatry*, 160, 504-512.

Zoellner, L. A., Abramowitz, J. S., Moore, S. A., & Slagle, D. M. (2008). Flooding. In W. T. O'Donohue & J. E. Fisher (Eds.), *Cognitive behavior therapy: Applying empirically supported techniques in your practice* (pp.202-210). New York: Wiley.

索引

人名索引

Beck, Aaron Temkin　35
Foa, Edna　8
Freud, Sigmund　17
Hayes, Adele　166
Hayes, Steven　26
Kagan, Jerome　75
Linehan, Marsha　25
May, Gerald　128
Mowrer, O. Hobart　29
Pavlov, Ivan　28
Rogers, Carl　18
Thich Nhat Hanh　25
Wolpe, Joseph　31

事項索引

〈あ行〉

アクセプタンス　116, 151
アクセプタンス&コミットメント・セラピー（ACT）　26, 137
アセスメント　177
嵐　196
アルバート坊や　19
安全　246
安全確保行動　49, 57
安全確保行動記録　65
安全情報の抑制処理　37
安全信号　55, 65
安全手がかりの捜索　105
怒り　250
息切れ　228
一次的脅威モード　102
犬　192
今この瞬間　146
イメージ・エクスポージャー　89
医療処置　200
インプローシブ療法　33
ウィリングネス　128, 149
エクスポージャー・セッション計画　97
エクスポージャー療法（ET）　27, 73
エレベーター　206
嘔吐　210
大きな音　211
オープンな反応スタイル　144
お金　243
屋外　231
汚染　238
オペラント条件づけ　29

〈か行〉

回避行動　53, 65
学習性の恐怖　49
過呼吸　228
偏った情報処理　36
価値　118
悲しみ　249
神への冒とく　237
眼球運動による脱感作と再処理（EMDR）　20
関係フレーム理論　142
観察者としての自己　146
感情エクスポージャー　166, 249

感情スキーマ　103
感情調節スキル　127
感情的な心　125
危険イメージ　104
気そらし　84
拮抗条件づけ　39
機能的文脈主義　141
逆制止　39
脅威の過大評価　37
境界性パーソナリティ障害（BPD）　115
強迫行為　50
強迫行動　67
強迫症（OCD）　235
恐怖構造　158
行列に並ぶ　233
禁忌　73
クールな記憶　163
苦悩耐性スキル　127
蜘蛛　193
クライエントの教育　54
車　203
系統的脱感作療法　31
ケースマネジメント戦略　123
劇場　232
血液　199
限局性恐怖症　191
健康不安　247
現実エクスポージャー　93
現実感喪失　229
建設的思考モード　105
賢明な心　125
コア戦略　122
コア・マインドフルネス・スキル　125
公共交通機関の利用　230
攻撃　237

高所　194
行動活性化療法　167
行動スキーマ　102
行動的介入　109
行動的技法　117
子ども　244
ゴミ　212
コミットされた行為　148
コミュニケーション戦略　123
雇用保障　245
昆虫　193
困惑　220

〈さ行〉
細菌　238
再保証　56
死　246
刺激等価性クラス　142
自己効力感　40
支持的心理療法　18
自傷　239
持続エクスポージャー療法（PE）　157
自動脅威関連思考　104
自動的で戦略的な過程　37
社交行事　223
社交不安症（SAD）　215
従事した反応スタイル　147
羞恥心　251
集中した反応スタイル　146
馴化　39, 78
消去　39
情動処理　158
少年ハンス　17
ショッピングモール　232
心気症　235

身体症状　235
心的外傷後ストレス障害（PTSD）157
侵入思考　237
心配の開始　105
心拍数増加　229
心理的柔軟性モデル　143
脆弱性　37, 101
精神分析的心理療法　17
性的思考　237
生理スキーマ　102
赤面　226
セッションの構造化　84
選択的記憶　37
選択的注意　36
全般不安症（GAD）235
素因－ストレスモデル　101
創造的絶望　150

〈た行〉

体験の回避　77, 145
第三の波　42
「対処」スキル　125
対人関係スキル　126
他害　239
脱フュージョン　143
ためこみ　241
単一恐怖症　191
知覚された脅威　104
秩序　240
注射　198
駐車場　231
注目の的になっている　219
治療の定式化　176
治療モード　123
定位モード　101

テクスチャー　241
統一プロトコル（UP）169
動悸　229
動機づけスキーマ　103
闘争－逃走反応　76
逃避　76
逃避行動　53, 67
トラウマ　157
トリガー　58
トリガー追跡記録　69
トンネル　205

〈な行〉

内省的思考の障害　37
ナイフ　201
内部感覚エクスポージャー　91, 228
内部感覚条件づけ　51
ナラティヴ・エクスポージャー療法（NET）162
二次的な精緻化と再評価　104
尿　213
二要因論　29, 39
人間関係　244
認証　118
認知　34
認知－概念スキーマ　102
認知行動療法（CBT）99
認知再構成法　108
認知処理エラー　103
認知的介入　107
認知的脆弱性　38
認知的フュージョン　144
喉を詰まらせる　208

269

〈は行〉

「把握」スキル　125
バーチャル・リアリティ・エクスポージャー　92
パーティー　223
吐き気　209
曝露反応妨害法（ERP）　44
橋　204
恥をかく　220
蜂　193
発汗　225, 229
抜毛　242
パニック症　227
針　198
汎化　85
反応妨害（RP）　27, 47, 112
引き金となる出来事　18
飛行機　202
人ごみの中にいる　233
人前での会話　217
人前でのパフォーマンス　217
1人で外にいる　230
人を怒らせる　222
批判　221
皮膚むしり　242
広場恐怖症　227
不安階層表　80, 95, 183
不安感受性　36
不安誤認警報　19
不安症　15
不安の認知モデル　37, 100
複雑性トラウマ　162
不適応な信念　35
フラッディング　33
震え　225

文脈としての自己　146
閉所　206
ヘキサフレックス　143
弁証法　117
弁証法的行動療法（DBT）　25, 115
弁証法的戦略　122
防衛的抑制プロセス　103
ホットな記憶　163

〈ま行〉

マインドフルネス　25, 116
マインドフルネス認知療法　168
魔術的行動　50
水　197
見られている　219
無秩序　240
無力感の高揚　37
めまい　228

〈や行〉

薬物療法　16
有病率　15
抑うつ　249

〈ら行〉

離人感　229
理性的な心　125
倫理　87
レスポンデント条件づけ　28

監訳者あとがき

　本書は、Timothy A. Sisemore による、*The Clinician's Guide to Exposure Therapies for Anxiety Spectrum Disorders: Integrating Techniques and Applications from CBT, DBT, and ACT* の日本語訳であり、不安に苦しむ人へのエクスポージャー療法に関する臨床家向けのガイドブックです。

　本書のテーマであるエクスポージャーは、行動療法誕生初期より、不安の治療法として利用されてきました。その後の認知行動療法の隆盛とともに、有効性に関するエビデンスも蓄積され、今日に至っています。古典的な技法でありながら、最新の理論とともに進化を続けている技法です。私自身のこれまでの臨床を振り返ってみても、エクスポージャーほど頼りになった技法はありません。同時に、エクスポージャーほど悩まされることの多かった技法もありません。クライエントに一時的ではあっても「怖い」と感じさせる技法ですし、不安を受け入れることを求める技法です。セラピストとして自在に使いこなすことは難しい、という思いは今でもあります。

　有効性は高くても、臨床家としての高いスキルが要求されるエクスポージャーですが、この技法をきちんと習得する機会は、残念ながら限られています。書籍から学ぼうと思っても、わが国では、（PTSDのような特定の障害に特化した内容ではなく）エクスポージャーの基礎理論から実施方法までを網羅した包括的な基本テキストは見当たりません。

　本書には、基礎理論と実施方法だけでなく、認知行動療法（CBT）、弁証法的行動療法（DBT）、アクセプタンス＆コミットメント・セラピー（ACT）による実践と統合、そして、臨床現場で実施する際のアイデアを記したメニューが紹介されています。これからエクスポージャーを学ぼうと考えておられる人、臨床に取り入れてはいるが難しさを感じておられる人に、きっと役に立つに違いないと思います。

　なお、読者の皆様にお断りしておきたいのですが、原書に掲載されていた図5.1、5.2、7.1は著作権の関係から割愛しました。不安の認知モデルやACTにおけ

る心理的柔軟性モデルを説明する模式図だったのですが、割愛しても本文の内容を理解していただくのに差し支えないと判断しました。また、原書は執筆時期との兼ね合いから、DSM-5における検討途上の内容が一部含まれていましたが、すでにDSM-5が刊行されている現時点から見れば、読者に混乱をもたらすだけではないかと判断し、割愛することにしました。

　実は、本書の翻訳の話は『セラピストのための行動活性化ガイドブック——うつ病を治療する10の中核原則』(創元社)が出版された後に、創元社の渡辺明美さんと柏原隆宏さんが、私の研究室に挨拶に来られた時に始まります。お二人と直接お会いするのは、初めてでした。何のお構いもできなかったのですが、お二人のやさしいお人柄に触れたせいでしょうか、出会いの瞬間をあるがままに受容された気持ちになり、つい本書の出版をお願いしてしまいました。

　そのような出会いから始まった今回の翻訳作業は、中京大学大学院でこれまでに私が指導をしてきた人にお願いしました。翻訳依頼の声をかけた人、そして、声をかけなかった人、皆さんに感謝します。監訳者としての責務を全うできたかと問われれば、返答に困ってしまいますが、セラピストのためのガイドブック、という名に恥じない訳書になったと感じています。本書を手にされた臨床家一人一人が、エクスポージャーを自在に扱えるようになることを切望します。そして、不安に苦しむクライエントの良き同伴者となられることを願っています。

　最後になりましたが、上述したような、企画の段階から特段のご配慮をいただいた上に、温かな励ましとご指導をいただきました、創元社の渡辺明美さんと柏原隆宏さんに、改めて、深い感謝と心からのお礼を申し上げます。ありがとうございました。

2015年7月　監訳者を代表して

坂井　誠

■著者略歴■

ティモシー・A・サイズモア（Timothy A. Sisemore, PhD）
テネシー州チャタヌーガにあるリッチモント大学院大学の心理学とカウンセリングの教授であり、研究部長である。クリニカルサイコロジストとして25年以上の臨床経験があり、不安症の専門家である。これまでに不安の治療に関する3冊の著書を執筆している。

■監訳者略歴■

坂井　誠（さかい・まこと）
1955年生まれ。関西大学大学院文学研究科修了。佐賀医科大学技官・助手、愛知教育大学助教授・教授を経て、現在、中京大学心理学部教授。博士（医学）、公認心理師、臨床心理士、専門行動療法士。主要著訳書に『セラピストのための行動活性化ガイドブック──うつ病を治療する10の中核原則』（創元社）などがある。

首藤祐介（しゅどう・ゆうすけ）
1981年生まれ。中京大学大学院心理学研究科修了。西知多こころのクリニック、中京大学心理学部助教を経て、現在、広島国際大学健康科学部心理学科講師。博士（心理学）、公認心理師、臨床心理士、専門行動療法士。主要論文に「うつ病女性に対する臨床行動分析──夫婦関係の悩みを持つ女性に対して行動活性化療法およびアクセプタンス＆コミットメント・セラピーを適用した症例研究」（認知行動療法研究）などがある。

山本竜也（やまもと・たつや）
1989年生まれ。中京大学大学院心理学研究科修了。中京大学心理学部助教を経て、現在、名古屋市立大学大学院人間文化研究科講師。博士（心理学）、公認心理師、臨床心理士、認定行動療法士。主要論文に「強迫症に対して短期間の曝露反応妨害法が有効であった事例」（心理臨床学研究）などがある。

■訳者一覧■

簗瀬美咲（東京都児童相談センター）	第1章・第14章
西山佳子（鈴鹿医療科学大学保健衛生学部助教）	第2章・第12章
榎　みお（いなほ福祉会児童発達支援センター通園めだか）	第3章・第9章
山本竜也（監訳者）	第4章・第8章
村松由美（ならい心療内科）	第5章・第11章
首藤祐介（監訳者）	第6章・第10章
平田祐也（BTCセンターなごや）	第7章・第13章

セラピストのための
エクスポージャー療法ガイドブック
その実践とCBT、DBT、ACTへの統合

2015年10月10日　第1版第1刷発行
2022年2月20日　第1版第5刷発行

著　者──ティモシー・A・サイズモア
監訳者──坂井　誠
　　　　　首藤祐介
　　　　　山本竜也
発行者──矢部敬一
発行所──株式会社 創元社

〈本　　社〉
〒541-0047　大阪市中央区淡路町4-3-6
TEL.06-6231-9010（代）　FAX.06-6233-3111（代）
〈東京支店〉
〒101-0051　東京都千代田区神田神保町1-2田辺ビル
TEL.03-6811-0662
https://www.sogensha.co.jp/

印刷所──株式会社 フジプラス

©2015, Printed in Japan
ISBN978-4-422-11600-6 C3011
〈検印廃止〉
落丁・乱丁のときはお取り替えいたします。

装丁・本文デザイン　長井究衡

JCOPY 〈出版者著作権管理機構　委託出版物〉
本書の無断複製は著作権法上での例外を除き禁じられています。複製される場合は、そのつど事前に、出版者著作権管理機構（電話 03-5244-5088、FAX 03-5244-5089、e-mail: info@jcopy.or.jp）の許諾を得てください。

本書の感想をお寄せください
投稿フォームはこちらから ▶▶▶